Série Alergia e Imunologia da Associação Brasileira de Alergia e Imunologia

Urticária

Série Alergia e Imunologia da
Associação Brasileira de Alergia e Imunologia

Editores da Série
Emanuel Sávio Cavalcanti Sarinho
Valéria Soraya de Farias Sales
Norma de Paula Motta Rubini

Urticária

Editores do Volume
Luis Felipe Chiaverini Ensina
Solange Oliveira Rodrigues Valle
Régis de Albuquerque Campos
Norma de Paula Motta Rubini

ASBAI
Associação Brasileira de Alergia e Imunologia

Atheneu
Rio de Janeiro • São Paulo
2023

EDITORA ATHENEU

São Paulo	—	Rua Maria Paula, 123 – 13° andar Conjuntos 133 e 134 Tel.: (11) 2858-8750 E-mail: atheneu@atheneu.com.br
Rio de Janeiro	—	Rua Bambina, 74 Tel.: (21) 3094-1295 E-mail: atheneu@atheneu.com.br

CAPA: Paulo Verardo
PRODUÇÃO EDITORIAL: MWS Design

CIP-BRASIL. CATALOGAÇÃO NA PUBLICAÇÃO
SINDICATO NACIONAL DOS EDITORES DE LIVROS, RJ

U82

Urticária / editores Luis Felipe Chiaverini Ensina ... [et al.] ; editores do volume Emanuel Sávio Cavalcanti Sarinho ... [et al.]. - 1. ed. - Rio de Janeiro : Atheneu, 2023. (Alergia e imunologia da Associação Brasileira de Alergia e Imunologia)

Inclui bibliografia e índice
ISBN 978-65-5586-766-4

1. Urticária. I. Ensina, Luis Felipe Chiaverini. II. Sarinho, Emanuel Sávio Cavalcanti. III. Série.

23-84428 CDD: 616.51
CDU: 616.514

Gabriela Faray Ferreira Lopes - Bibliotecária - CRB-7/6643

12/06/2023 16/06/2023

Ensina LFC, Valle SR, Campos RA, Rubini NPM.
Série Alergia e Imunologia da Associação Brasileira de Alergia e Imunologia
Volume – Urticária

Editores da Série

Emanuel Sávio Cavalcanti Sarinho

Professor Titular da Universidade Federal de Pernambuco (UFPE). Supervisor do Programa de Residência Médica em Alergia e Imunologia Clínica da UFPE. Presidente da Associação Brasileira de Alergia e Imunologia (ASBAI) (biênio 2021-2022).

Valéria Soraya de Farias Sales

Médica pela Universidade Federal de Campina Grande (UFCG). Mestre em Microbiologia e Imunologia pela Universidade Federal de São Paulo (Unifesp). Doutora em Imunologia Básica e Aplicada pela Universidade de São Paulo (USP). Professora Titular da Universidade Federal do Rio Grande do Norte (UFRN). Especialista em Alergia e Imunologia. Diretora Científica Adjunta da Associação Brasileira de Alergia e Imunologia (ASBAI) (biênio 2021-2022).

Norma de Paula Motta Rubini

Professora Titular Emérita de Alergia e Imunologia da Escola de Medicina e Cirurgia da Universidade Federal do Estado do Rio de Janeiro (UNIRIO). Professora do Curso de Pós-Graduação em Alergia e Imunologia da UNIRIO. Membro do Comitê de Alergia e Imunologia da Sociedade de Pediatria do Estado do Rio de Janeiro (SOPERJ). Diretora Científica da Associação Brasileira de Alergia e Imunologia (ASBAI) (biênio 2021-2022). Presidente Vitalícia da ASBAI.

Editores do Volume

Luis Felipe Chiaverini Ensina

Mestre em Imunologia pela Universidade de São Paulo (USP). Doutor em Pediatria e Ciências Aplicadas à Pediatria pela Universidade Federal de São Paulo (Unifesp). Coordenador do Departamento de Urticária da Associação Brasileira de Alergia e Imunologia (ASBAI). Coordenador dos Centros de Referência e Excelência em Urticária (UCARE) da Unifesp e do Centro de Pesquisa Clínica AlergoAlpha (CPAlpha).

Norma de Paula Motta Rubini

Professora Titular Emérita de Alergia e Imunologia da Escola de Medicina e Cirurgia da Universidade Federal do Estado do Rio de Janeiro (UNIRIO). Professora do Curso de Pós-Graduação em Alergia e Imunologia da UNIRIO. Membro do Comitê de Alergia e Imunologia da Sociedade de Pediatria do Estado do Rio de Janeiro (SOPERJ). Diretora Científica da Associação Brasileira de Alergia e Imunologia (ASBAI) (biênio 2021-2022). Presidente Vitalícia da ASBAI.

Régis de Albuquerque Campos

Professor do Departamento de Medicina e Apoio Diagnóstico da Faculdade de Medicina da Bahia da Universidade Federal da Bahia (FMB-UFBA). Professor da Pós-Graduação em Ciências da Saúde da FMB-UFBA. *Pós-Doctoral Research Fellowship* em Alergia e Imunologia na Seção de Alergia da Yale University Medical School,

New Hane-CT, EUA. Doutor em Ciências na Faculdade de Medicina da Universidade de São Paulo (FMUSP). Membro Fundador da Rede Urticária Brasil (RUBRA). Coordenador do Centro de Referência em Urticária (UCARE) do Hospital Universitário Professor Edgard Santos da Universidade Federal da Bahia (Hupes-UFBA).

Solange Oliveira Rodrigues Valle

Mestre e Doutora pela Universidade Federal do Rio de Janeiro (UFRJ). Professora do Curso de Pós-Graduação de Imunologia da UFRJ. Chefe do Serviço de Imunologia do Hospital Universitário Clementino Fraga Filho (HUCFF) da UFRJ. Membro do Departamento de Alergia e Imunologia da Sociedade de Pediatria do Estado do Rio de Janeiro (SOPERJ). Membro da Comissão Científica da Associação Brasileira de Alergia e Imunologia (ASBAI) Regional do Rio de Janeiro. Membro do Departamento de Urticária da ASBAI. Coordenadora do Centro de Referência e Excelência em Urticária (UCARE) do HUCFF-UFRJ.

Colaboradores

Alfeu Tavares França

Ex-Professor Titular da Disciplina de Alergia e Imunologia da Faculdade de Medicina da Universidade Federal do Rio de Janeiro (FM-UFRJ). Títulos de Doutor em Medicina e Professor Livre--Docente pela UFRJ. Presidente Vitalício da Associação Brasileira de Alergia e Imunologia (ASBAI).

Ana Caroline Cavalcante Dela Bianca Melo

Mestre e Doutora em Ciências pela Escola Paulista de Medicina da Universidade Federal de São Paulo (EPM-Unifesp). Professora Associada do Centro de Ciências Médicas da Universidade Federal de Pernambuco (UFPE). Membro do Ambulatório de Dermatoses Alérgicas do Centro de Pesquisas em Alergia e Imunologia do Hospital das Clínicas da UFPE (CPAI-HC-UFPE).

Antônio Abílio Motta

Doutor em Medicina pela Faculdade de Medicina da Universidade de São Paulo (FMUSP). Professor Colaborador da Disciplina de Imunologia Clínica e Alergia da FMUSP. Colaborador do Serviço de Imunologia Clínica e Alergia do Hospital das Clínicas da Faculdade de Medicina da Universidade de São Paulo (HC-FMUSP). Alergista pela Associação Brasileira de Alergia e Imunologia (ASBAI).

Antônio Paulo Costa Penido

Coordenador do Centro de Alergia e Imunologia e do Centro de Imunizações do Hospital Felício Rocho em Belo Horizonte-MG. Diretor de Ética e Defesa Profissional da Associação Brasileira de Alergia e Imunologia (ASBAI-MG) (biênio 2023-2024). Título de Especialista em Alergia e Imunologia pela ASBAI. Especialista em Alergia e Imunologia pelo Hospital das Clínicas da Faculdade de Medicina da Universidade de São Paulo (HC-FMUSP).

Carolina Alves de Alcântara

Médica Especialista em Alergia e Imunologia Clínica pela Associação Médica Brasileira e Associação Brasileira de Alergia e Imunologia (AMB/ASBAI). Mestre em Ensino em Saúde – Educação Médica – pelo Centro Universitário do Estado do Pará (CESUPA). Membro do Departamento Científico de Urticária da ASBAI (biênio 2021-2022).

Eli Mansur

Doutor em Fisiopatologia Médica pela Universidade Estadual de Campinas (UNICAMP). Coordenador da Residência Médica em Alergia e Imunologia da UNICAMP. Coordenador do Comitê de Comunicação da Sociedade Latino-Americana de Imunodeficiências Primárias (LASID). Membro Fundador do Grupo de Estudos Brasileiro para Angioedema Hereditário (GEBRAEH). Diretoria de Mídias, DC de urticária e Diretoria de Apoio ao Associado e Ouvidoria da Associação Brasileira de Alergia e Imunologia (ASBAI). Comitê de AEH da Sociedade Latino-Americana de Alergia, Asma e Imunologia.

Esther Bastos Palitot

Professora de Dermatologia da Universidade Federal da Paraíba (UFPB). Doutora em Farmacologia pelo Programa de Produtos

Naturais, Sintéticos e Bioativos da UFPB. Mestre em Saúde Materno Infantil com Área de Concentração em Dermatologia pelo Instituto de Medicina Integral Professor Fernando Figueira (IMIP). Especialista em Pesquisa Clínica pela Faculdade de Educação em Ciências da Saúde (FECS) do Hospital Alemão Oswaldo Cruz (HAOC) e do Ministério da Saúde (MS), por intermédio do Programa de Apoio ao Desenvolvimento Institucional do Sistema Único de Saúde (PROADI-SUS).

Faradiba Sarquis Serpa

Professora da Escola Superior de Ciências da Santa Casa de Misericórdia de Vitória (EMESCAM). Mestre em Clínica Médica – Imunologia pela Universidade Federal do Rio de Janeiro (UFRJ). Doutora em Engenharia Ambiental – Poluição do Ar – pela Universidade Federal do Espírito Santo (UFES). Coordenadora do Serviço de Asma Grave, Alergia e Imunologia do Hospital Santa Casa de Misericórdia de Vitória.

Fernanda Lugão Campinhos

Médica Alergista e Imunologista do Centro de Referência em Asma, Alergia e Imunologia da Santa Casa de Misericórdia de Vitória. Mestre em Políticas Públicas pela Escola Superior de Ciências da Santa Casa de Misericórdia de Vitória (EMESCAM). Membro do Departamento Científico de Urticária da Associação Brasileira de Alergia e Imunologia (ASBAI) (biênio 2021-2022).

Fernanda Sales da Cunha

Especialista em Alergia e Imunologia Clínica pela Associação Brasileira de Alergia e Imunologia (ASBAI). Médica Alergista do Hospital Sírio-Libanês e do Hospital São Luiz, Itaim. Membro Júnior da Rede Urticária Brasil (RUBRA).

Gabriela Andrade Coelho Dias

Mestre em Ciências Médicas pela Faculdade de Medicina da Universidade Federal do Rio de Janeiro (FM-UFRJ). Coordenadora do Ambulatório de Urticária Crônica e Angioedema da Policlínica Piquet Carneiro da Universidade do Estado do Rio de Janeiro (PPC-UERJ). Membro do Departamento Científico de Urticária da Associação Brasileira de Alergia e Imunologia (ASBAI) (biênio 2021-2022). Membro da Comissão de Alergia Dermatológica da ASBAI-RJ (biênio 2021-2022).

Janaina Michelle Lima Melo

Professora Colaboradora do Serviço de Alergia e Imunologia do Hospital das Clínicas da Faculdade de Medicina de Ribeirão Preto da Universidade de São Paulo (HC-FMRP-USP). Mestre e Doutora em Ciências pela Universidade de São Paulo (USP).

José Carlison Santos de Oliveira

Médico do Serviço de Alergia e Imunologia do Hospital Universitário Professor Edgard Santos da Universidade Federal da Bahia (Hupes--UFBA). Mestre em Ciências da Saúde pela UFBA. Especialista em Alergia e Imunologia pela Associação Brasileira de Alergia e Imunologia (ASBAI). Especialista em Pediatria pela Sociedade Brasileira de Pediatria (SBP).

Larissa Silva Brandão

Médica pela Universidade do Estado do Pará (UEPA). Pediatra pelo Instituto de Assistência Médica ao Servidor Público Estadual de São Paulo (IAMSPE). Alergista e Imunologista Pediátrica pela Universidade Federal de São Paulo (Unifesp). Especialista em Alergia e Imunologia Clínica pela Associação Brasileira de Alergia e Imunologia (ASBAI).

Leila Vieira Borges Trancoso Neves

Médica em Alergia e Imunologia pela Universidade Federal de São Paulo (Unifesp). Título de Especialista pela Associação Brasileira de Alergia e Imunologia (ASBAI). Presidente da Regional Bahia da ASBAI. Membro do Grupo de Urticária da ASBAI. Médica Alergista e Imunologista da Universidade Federal da Bahia (UFBA).

Paulo Ricardo Criado

Professor Livre-Docente em Dermatologia pela Faculdade de Medicina da Universidade de São Paulo (FMUSP). Pesquisador Pleno do Centro Universitário Faculdade de Medicina do ABC (FMABC).

Roberta Buense

Dermatologista pela Sociedade Brasileira de Dermatologia (SBD). Assistente da Clínica de Dermatologia da Irmandade da Santa Casa de Misericórdia de São Paulo (ISCMSP), Responsável pelos Ambulatórios de Urticária, Vitiligo e Fototerapia. Professora Convidada da Disciplina de Dermatologia da Faculdade de Ciências Médicas da Santa Casa de São Paulo (FCMSC-SP). Mestre em Dermatologia pela Universidade de São Paulo (USP).

Roberta Fachini Jardim Criado

Especialista em Alergia e Imunologia pela Associação Brasileira de Alergia e Imunologia (ASBAI). Doutora em Medicina pelo Centro Universitário Faculdade de Medicina do ABC (FMABC). Responsável pelo Ambulatório de Urticária da Disciplina de Dermatologia do Centro Universitário ABC certificado como Centro de Excelência pelo GA2LEN.

Rosaly Vieira dos Santos

Mestre e Doutora em Alergia e Imunologia. Pós-Doutorado em Urticária no Serviço de Dermatologia e Alergia do Hospital Charité, Berlim, Alemanha. Título de Especialista em Alergia e Imunopatologia pela Associação Brasileira de Alergia e Imunologia (ASBAI).

Rosana Câmara Agondi

Médica Assistente do Serviço de Imunologia Clínica e Alergia do Hospital das Clínicas da Faculdade de Medicina da Universidade de São Paulo (HC-FMUSP). Mestre e Doutora em Alergia e Imunopatologia pela FMUSP. Título de Especialista pela Associação Brasileira de Alergia e Imunologia (ASBAI). Coordenadora do Ambulatório de Urticária do Serviço de Imunologia Clínica e Alergia do HC-FMUSP.

Rozana de Fátima Gonçalves

Médica Alergologista. Título de Especialista pela Associação Brasileira de Alergia e Imunologia (ASBAI) Nacional. Ex-Presidente da ASBAI, Regional de Minas Gerais. Membro do Grupo de Estudos Brasileiro para Angioedema Hereditário (GEBRAEH). Diretora Clínica da Clínica de Alergia – Alergodiagnóstico em Belo Horizonte. *Master Business Administration* pelo IBMEC-MG.

Sérgio Duarte Dortas Junior

Professor Substituto da Clínica Médica/Imunologia da Faculdade de Medicina da Universidade Federal do Rio de Janeiro (FM-UFRJ). Médico do Serviço de Imunologia do Hospital Universitário Clementino Fraga Filho da Universidade Federal do Rio de Janeiro (HUCFF-UFRJ). Professor da Clínica Médica do Centro Universitário Arthur Sá Earp Neto/Faculdade de Medicina de Petrópolis (UNIFASE/FMP). Mestre e Doutor em Clínica Médica (Imunologia) pela FM-UFRJ.

Prefácio

Prezado Colega, a urticária é condição clínica com custo elevado para o sistema de saúde e apresenta registro frequente nos serviços de pronto atendimento, bem como é causa comum de busca por ajuda médica em consultório especializado e ambulatorial.

Estima-se que até um quinto das pessoas, alguma vez na vida, apresente, no mínimo, um episódio de urticária e que até 1% da população apresenta algum episódio de urticária crônica. Assim, é uma doença de alta relevância epidemiológica como causa de absenteísmo laboral e escolar.

Apesar da urticária crônica ser condição mais frequente em adultos e em especial na idade mais produtiva, a afecção pode atingir também idosos, adolescentes e crianças. Diante dessa abrangência e elevada repercussão na qualidade de vida, esse tema foi considerado essencial no planejamento da *Série Alergia e Imunologia* da Associação Brasileira de Alergia e Imunologia (ASBAI).

Este livro foi produzido para você, colega médico, com o intuito de lhe ajudar a manejar efetivamente essa condição clínica, que muitas vezes pode ser impactante na vida diária da pessoa.

O livro é bem abrangente, e, inclusive, com capítulo que demonstra os instrumentos pertinentes de avaliação com brilhante didática. Em outro capítulo específico, abordam-se questões conceituais estruturantes que nos levam à reflexão sobre até quanto a urticária, no sentido amplo que se tem do termo atualmente, pode ser uma doença alérgica ou distúrbio de autoimunidade, e com uma visão que fornece a base para o adequado diagnóstico e manejo desse distúrbio tão importante na especialidade de Alergia e Imunologia.

A urticária em condições especiais como na criança, na gestante e no idoso é apresentada de forma específica em seus respectivos capítulos, com particularidades que podem interferir no diagnóstico e no tratamento.

O manejo terapêutico é muito bem delineado, com base na melhor robustez científica existente, desde o tratamento clássico até a terapia de precisão, o que será de utilidade para implementar o cuidado com os nossos pacientes que apresentam essa desafiante condição clínica.

Gostaria de agradecer a todos os autores que de maneira generosa compartilharam conhecimento e tempo na elaboração de cada capítulo e aos editores que revisaram e delinearam este livro que desejamos que seja uma referência no assunto.

A leitura atenta conferirá excelente aprendizado e beneficiará nosso paciente, pois com ele, por ele e para ele é que aponta o sentido de ser médico.

Emanuel Sávio Cavalcanti Sarinho

Presidente da Associação Brasileira de Alergia e Imunologia (ASBAI) (biênio 2021-2022)

Apresentação

A urticária é uma condição frequente que pode comprometer significativamente a qualidade de vida nos indivíduos afetados, tanto na forma aguda quanto na crônica. Pode representar um desafio para os médicos, sejam especialistas, como alergistas, imunologistas e dermatologistas, sejam generalistas como clínicos, pediatras gerais ou médicos de saúde da família. Nos últimos anos, os avanços no conhecimento da fisiopatologia da urticária resultaram em uma melhor compreensão das características clínicas e no desenvolvimento de novas opções terapêuticas. Com isso, a Associação Brasileira de Alergia e Imunologia (ASBAI) coordenou a elaboração deste livro com foco na urticária, com o objetivo de oferecer um meio de consulta rápido, objetivo e atualizado.

A estrutura do livro foi cuidadosamente organizada para facilitar a consulta dos temas mais importantes relacionados ao manejo da doença. A introdução apresenta os conceitos fundamentais, como definições gerais, classificação, incidência e prevalência e também um breve histórico, permitindo ao leitor compreender as bases da urticária. Um capítulo dedicado ao impacto da urticária na qualidade de vida também faz parte da obra, uma vez que esse é um dos aspectos mais importantes dessa condição, principalmente nos quadros crônicos que podem persistir por vários anos.

Outro aspecto importante para a prática clínica é a abordagem do diagnóstico diferencial da urticária, que deve ser distinguida de outras condições com lesões cutâneas similares que cursam com prurido ou mesmo o angioedema crônico sem urticas. Estudos recentes têm demonstrado que a urticária crônica deve ser considerada uma condição de natureza autoimune e não de natureza alérgica. Esse novo conceito muda completamente a visão e a abordagem do paciente, refletindo particularmente na investigação diagnóstica. Assim, incluímos um capítulo sobre esse tema para melhor compreensão dos novos aspectos etiopatogênicos e implicações para o diagnóstico. Também foram discutidos os diversos tipos de biomarcadores da urticária.

As ferramentas para avaliação da atividade, controle e qualidade de vida são instrumentos de grande aplicabilidade clínica. Vários instrumentos estão padronizados e são recomendados para a indicação e o monitoramento da resposta às terapias. O conhecimento e uso clínico dessas ferramentas são fundamentais para um melhor acompanhamento do paciente com urticária crônica e esse tema tem destaque em capítulo específico.

Além da urticária crônica espontânea, as urticárias crônicas induzidas podem ser um desafio adicional, devido à possibilidade de associação a urticárias espontâneas ou mesmo as isoladas. Os testes específicos de provocação para o diagnóstico das lesões induzidas pelos diversos agentes físicos ou não físicos encontram-se bem delineados em um capítulo dedicado a essa forma de urticária crônica.

O tratamento atual das diversas formas de urticária com as novas possibilidades terapêuticas é apresentado de forma concisa e prática. Além disso, os aspectos da urticária em grupos especiais, como crianças, idosos e gestantes foram apresentados em capítulos específicos a fim de facilitar uma consulta mais direcionada sobre esses temas.

Portanto, o objetivo deste manual prático da urticária é oferecer aos profissionais interessados uma oportunidade ímpar de esclarecer os aspectos mais importantes dessa condição, desfazendo mitos e condutas desnecessárias e beneficiando os pacientes com um melhor cuidado.

Todos os editores

Sumário

Capítulo

1

Por que devemos conhecer as urticárias?

Alfeu Tavares França
Leila Vieira Borges Trancoso Neves

Introdução

A urticária é uma dermatose comum, afetando uma em cada cinco pessoas em algum momento da vida.[1,2] Alguns pacientes sofrem com essa condição por anos, produzindo um impacto significativo na qualidade de vida, gerando assim custos tanto para o paciente quanto para a sociedade.[3] Portanto, conhecer essa condição, classificá-la adequadamente, avaliar a atividade, controle da doença e a qualidade de vida, reconhecer fatores desencadeantes e modificadores do curso evolutivo da doença, é essencial para o manejo adequado e melhor controle.

Perspectiva histórica

O termo "urticária" tem origem no latim *urtica*, devido a semelhança com a lesão que é produzida pelo contato com folhas de urtiga na pele.[4] Desde a época de Hipócrates, a urticária já era mencionada, e ao longo desses anos muito conhecimento foi agregado em torno dessa condição clínica.

A urticária é uma doença inflamatória da pele, em que há ativação e degranulação de células mastocitárias, com consequente liberação de histamina e outros mediadores inflamatórios que causam vasodilatação, extravasamento de líquido e recrutamento celular.[3,5]

O acúmulo de conhecimentos sobre a urticária ao longo dos anos, viabilizou o surgimento de novos tratamentos, como os imunobiológicos (p. ex., omalizumabe), e estruturação de protocolos para o tratamento dessa doença. Houve o entendimento do benefício dos anti-histamínicos de segunda geração em detrimento aos de primeira, assim como do seu uso em doses mais altas, quando o controle da doença não fosse alcançado em doses habituais. Há uma busca atual por biomarcadores e fatores que permitem prever resposta a tratamento, favorecendo a individualização do tratamento e melhorando assim o prognóstico do paciente.

Todos os esforços empregados na busca pelo conhecimento em urticária, visam diminuir o prejuízo substancial na qualidade de vida ocasionado por essa condição. O´Donnel *et al.* compararam o impacto da UC na qualidade de vida dos pacientes, mostrando que era similar ao provocado por doenças coronarianas e outras doenças dermatológicas.[6]

Definição

A urticária é definida como uma condição em que há aparecimento de urticas, angioedema ou ambos. As urticas são caracterizadas por um edema central de tamanho variável muitas vezes circundados por um eritema, sensação de prurido ou queimação, e natureza fugaz, com a pele voltando ao seu aspecto normal em até 24 horas. Já no angioedema, por haver acometimento da derme inferior e subcutâneo, quase sempre é referida uma sensação dolorosa, ao invés de prurido. Geralmente, apresenta uma durabilidade maior e pode levar até 72 horas para se resolver.[3]

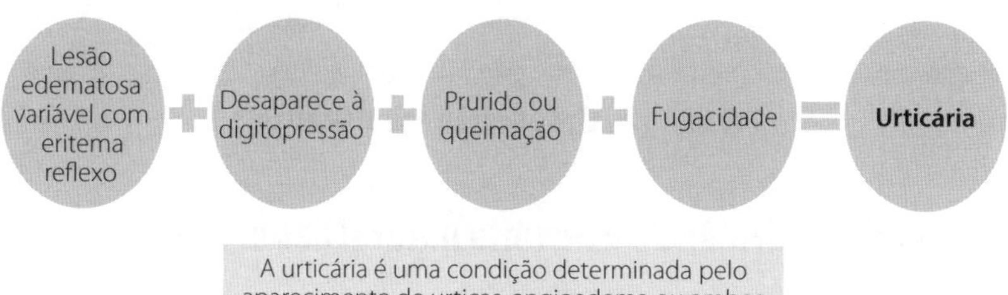

FIGURA 1.1. Características clínicas da urticária.

Classificação

A urticária é classificada com base na sua duração, em aguda (UA) ou crônica (UC). A urticária é descrita como aguda, quando o tempo decorrido do início da manifestação clínica é menor ou igual a 6 semanas, e como crônica, quando é superior a 6 semanas. Já a urticária crônica pode ser classificada em espontânea, quando não é identificado um fator causal, ou induzida, quando há um desencadeante específico envolvido no surgimento das lesões, como frio, calor, pressão, atrito na pele, aumento da temperatura corpórea, dentre outros. É importante salientar que na urticária crônica, os sintomas estão presentes diariamente ou na maioria dos dias.[3]

Aguda	**Crônica**	
≤ 6 semanas	> 6 semanas	
	Espontânea	Induzida
		Dermografismo sintomático
		Urticária ao calor
		Urticária ao frio
		Urticária de pressão tardia
		Urticária solar
		Urticária vibratória
		Urticária colinérgica
		Urticária aquagênica
		Urticária de contato

FIGURA 1.2. Classificação das urticárias.

Incidência, prevalência e história natural das urticárias

Cerca de 20% da população mundial terá urticária em algum momento da vida.[1,2] Dados globais mostram que 5% dos adultos e

1,4% das crianças desenvolverão urticária crônica. É importante ressaltar que a prevalência pode variar, conforme o subtipo de urticária analisado e os diferentes grupos populacionais.[7] No Brasil, a prevalência estimada de urticária crônica espontânea (UCE) é de 0,4%.[8]

A urticária aguda é mais frequente em crianças, especialmente nas menores de 5 anos de idade,[9-11] enquanto para UCE o pico de incidência ocorre em maiores de 30 anos.[12-17] A maioria das urticárias nos adultos são mais prevalentes no sexo feminino, e a exceção está na urticária colinérgica, que é mais comum em homens.[16] As urticárias crônicas induzidas (UCInds) mais frequentes em adultos e crianças são o dermografismo sintomático, colinérgicas e ao frio.[16,18]

Entre os pacientes com urticária aguda, a grande maioria entrará em remissão em até 1 semana, e cerca de 50% dos pacientes com UCE, em até 6 meses.[7] Estudos mostram que o peso cumulativo para que ocorra remissão espontânea da UCE em 1, 5 e 20 anos, é em média 17%, 45% e 73%, respectivamente.[19] Na UCE, uma maior duração e um pior curso clínico se correlacionou com uma maior atividade da doença (avaliada pelo escore de atividade de urticária em 7 dias – UAS7), proteína C reativa (PCR) aumentada, UCInd concomitante e presença de angioedema.[3] Já os pacientes com urticária crônica induzida têm um tempo de doença superior (em média 2 a 8 anos) quando comparados aos com urticária crônica espontânea (média de duração de 1 a 4 anos). Estudos apontam que pouco mais de 30% dos pacientes com UCInd entrará em remissão em um período de 5 anos, sendo mais frequente nos pacientes com dermografismo sintomático e menos frequente naqueles com urticária colinérgica e ao frio. Cerca de 6% a 31% dos pacientes com UCE que entraram em remissão, podem apresentar novos episódios de urticária.[18,19]

Considerações finais

O conhecimento sobre as urticárias assim como sua classificação é essencial para uma abordagem terapêutica adequada. Em pacientes com UA, por exemplo, o reconhecimento do agente desencadeante é essencial na prevenção de novas exacerbações. Já na UC, o conhecimento das bases fisiopatológicas da doença e dos fatores que agravam os sintomas é essencial para evitar restrições inadequadas, as quais podem ter um impacto ainda mais negativo na qualidade de vida dos pacientes, que já sofrem com um grande prejuízo nesse aspecto.

Referências bibliográficas

1. Zuberbier T, Balke M, Worm M, Edenharter G, Maurer M. Epidemiology of urticaria: a representative cross-sectional population survey. Clinical and Experimental Dermatology. 2010 Apr 26;35(8):869-73.
2. Lee SJ, Ha EK, Jee HM, Lee KS, Lee SW, Kim MA, et al. Prevalence and risk factors of urticaria with a focus on chronic urticaria in children. Allergy, Asthma & Immunology Research. 2017;9(3):212.
3. Zuberbier T, Abdul Latiff AH, Abuzakouk M, Aquilina S, Asero R, Baker D, et al. The international EAACI/GA2LEN/EuroGuiDerm/APAAACI guideline for the definition, classification, diagnosis, and management of urticaria. Allergy. 2022 Mar;77(3):734-766. doi: 10.1111/all.15090. Epub 2021 Oct 20.
4. A Dictionary of Entomology [Internet]. Google Books. CABI; 2011 [cited 2023 Feb 3]. Disponível em: https://books.google.ca/books?id=9IcmCeAjp6cC&pg=PA1430#v=onepage&q&f=false.
5. Church MK, Kolkhir P, Metz M, Maurer M. The role and relevance of mast cells in urticaria. Immunological Reviews. 2018 Feb 12;282(1):232-47.
6. O'Donnell BF, Lawlor F, Simpson J, Morgan M, Greaves MW. The impact of chronic urticaria on the quality of life. British Journal of Dermatology. 1997 Feb;136(2):197-201.
7. Kolkhir P, Giménez-Arnau AM, Kulthanan K, Peter J, Metz M, Maurer M. Urticaria. Nature Reviews Disease Primers [Internet]. 2022 Sep 15;8(1):1-22. Disponível em: https://www.nature.com/articles/s41572-022-00389-z.
8. Ensina LF, Valle SOR, Campos RA, Agondi R, Criado P, Bedrikow RB, et al. Guia prático da Associação Brasileira de Alergia e Imunologia para o diagnóstico e tratamento das urticárias baseado em diretrizes internacionais. Brazilian Journal of Allergy and Immunology (BJAI). 2019;3(4):382-392.

9. Peck G, Hashim M, Shaughnessy C, Muddasani S, Elsayed N, Fleischer A. Global Epidemiology of Urticaria: Increasing Burden among Children, Females and Low-income Regions. Acta Derm Venereol. 2021;101(4):adv00433.
10. Jadhav R, Alcala E, Sirota S, Capitman J. Risk Factors for Acute Urticaria in Central California. International Journal of Environmental Research and Public Health. 2021 Apr 2;18(7):3728.
11. Eun SJ, Lee JY, Kim D-Y, Yoon H-S. Natural course of new-onset urticaria: Results of a 10-year follow-up, nationwide, population-based study. Allergology International. 2019 Jan;68(1):52-8.
12. Parisi CA, Ritchie C, Petriz N, Torres CM, Gimenez-Arnau A. Chronic urticaria in a health maintenance organization of Buenos Aires, Argentina – new data that increase global knowledge of this disease. Anais Brasileiros de Dermatologia [Internet]. 2018 [cit–do 2023 Feb 3];93:76-9. Disponível em: https://www.scielo.br/j/abd/a/pMKMLZz3S6gw8srXNTFyhsL/abstract/?lang=en.
13. Balp MM, Khalil S, Tian H, Gabriel S, Vietri J, Zuberbier T. Burden of chronic urticaria relative to psoriasis in five European countries. Journal of the European Academy of Dermatology and Venereology: JEADV [Internet]. 2018 Feb 1 [cited 2023 Feb 3];32(2):282-90. Disponível em: https://pubmed.ncbi.nlm.nih.gov/28898460/
14. Wertenteil S, Strunk A, Garg A. Prevalence estimates for chronic urticaria in the United States: A sex- and age-adjusted population analysis. Journal of the American Academy of Dermatology. 2019 Jul;81(1):152-6.
15. Tayefi M, Bradley M, Neijber A, Fastberg A, Ceynowa D, Eriksson M. Chronic Urticaria: A Swedish Registry-based Cohort Study on Population, Comorbidities and Treatment Characteristics. Acta Derm Venereol [Internet]. 2022 Jan 4 [citado 2023 Feb 3];102:adv00624. Disponível em: https://pubmed.ncbi.nlm.nih.gov/34877606/.
16. Seo J-H, Kwon J-W. Epidemiology of urticaria including physical urticaria and angioedema in Korea. The Korean Journal of Internal Medicine. 2019 Mar 1;34(2):418-25.
17. Weller K, Maurer M, Bauer A, Wedi B, Wagner N, Schliemann S, et al. Epidemiology, comorbidities, and healthcare utilization of patients with chronic urticaria in Germany. Journal of the European Academy of Dermatology and Venereology: JEADV [Internet]. 2022 Jan 1 [citado 2023 Feb 3];36(1):91-9. Disponível em: https://pubmed.ncbi.nlm.nih.gov/34622498/.
18. Bal F, Kahveci M, Soyer O, Sekerel BE, Sahiner UM. Chronic inducible urticaria subtypes in children: Clinical features and prognosis. Pediatr Allergy and Immunol. 2020 Aug 24;32(1):146-52.
19. Balp M-M, Halliday AC, Severin T, Leonard SA, Partha G, Kalra M, et al. Clinical Remission of Chronic Spontaneous Urticaria (CSU): A Targeted Literature Review. Dermatology and Therapy [Internet]. 2022 Jan 1 [citado 2023 Feb 3];12(1):15-27. Disponível em: https://pubmed.ncbi.nlm.nih.gov/34807372/.

Capítulo

2

Impacto na qualidade de vida

Gabriela Andrade Coelho Dias
Ana Caroline Cavalcanti Dela Bianca Melo

Introdução

A urticária crônica causa grande impacto na qualidade de vida dos pacientes acometidos, interferindo nas atividades diárias, sono, trabalho, estudo e lazer.[1,2]

A Organização Mundial de Saúde (OMS) conceitua qualidade de vida como a percepção do indivíduo da sua posição na vida no contexto da cultura e sistema de valores nos quais ele vive, e em relação aos seus objetivos, expectativas, padrões e preocupações. Esse conceito é amplo e incorpora aspectos físicos, psicológicos, nível de independência do indivíduo, relações sociais, crenças e sua relação com o ambiente.[3] Por outro lado, a Qualidade de Vida Relacionada a Saúde (QVRS) refere-se ao impacto da doença e sua terapia na vida do paciente de acordo com a sua percepção, estando relacionada a uma avaliação subjetiva, sobre como seu estado de saúde afeta sua capacidade de viver plenamente. Nas últimas décadas, a incorporação da opinião dos pacientes, através da utilização dos *Patient Report Outcomes* (PRO), nas tomadas de decisão em relação ao manejo das doenças, tem levado a melhoria da qualidade dos modelos de atenção à saúde e na pesquisa clínica.[4,5]

A avaliação precisa do estado clínico, atividade e evolução da doença é imprescindível para a compreensão e controle adequado da urticária crônica, com redução do impacto na qualidade de vida em diferentes domínios da vida do paciente e aumento do bem-estar subjetivo. Por isso, em 2011, a *Global Allergy and Asthma European Network* (GA_2LEN) recomendou o uso dos PRO na avaliação da urticária crônica na prática clínica diária e nos estudos clínicos como desfecho primário.[6]

ATENÇÃO

Na avaliação do paciente com urticária é importante avaliar como a doença afeta a qualidade de vida. A escuta do relato livre do paciente é o ponto de partida, mas deve-se utilizar rotineiramente durante a consulta os PRO (abordados no Capítulo 5), pois eles avaliam de forma objetiva vários aspectos relevantes para o paciente, sua percepção da doença, que auxiliam no manejo e adesão ao tratamento.

Desenvolvimento

Apesar da urticária crônica não trazer risco a vida dos pacientes, ela afeta várias dimensões da qualidade de vida. A ocorrência de forma súbita e recorrente, causa grande sofrimento devido a imprevisibilidade, além do grande receio da ocorrência de edema de laringe. O prurido cutâneo causa desconforto, afetando o sono e a capacidade laborativa e escolar, com ocorrência de absenteísmo e presenteísmo. As lesões, dependendo do seu número e localização, afetam a aparência e a vida social. Alguns pacientes podem apresentar instabilidade emocional, ansiedade e depressão. Outros aspectos relevantes são o tempo de evolução da doença, a dificuldade na identificação das causas e gatilhos e a refratariedade ao tratamento (Figura 2.1).[1,7]

O impacto da urticária crônica na QVRS dos seus portadores foi avaliado em todos os continentes, e os resultados são preocupantes, sendo comparável ao da dermatite atópica grave e maior do que o encontrado em pacientes com vitiligo, psoríase, acne e doenças respiratórias graves.[8-10]

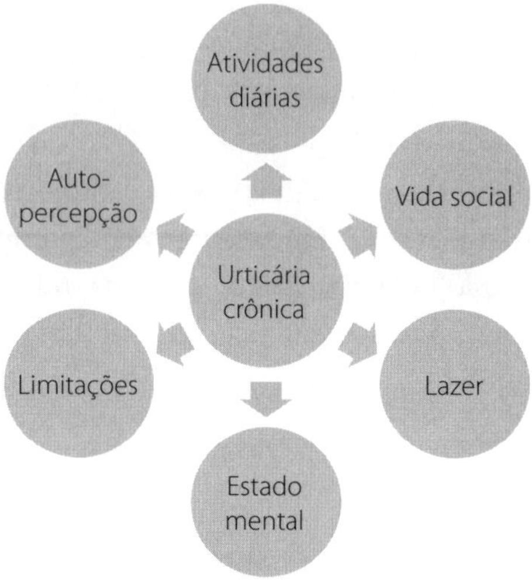

FIGURA 2.1. Aspectos da qualidade de vida afetados pela urticária crônica.

Os principais fatores responsáveis pelo impacto físico, social e emocional são o aparecimento súbito e imprevisível de urticas e angioedema. O paciente vive em constante expectativa do seu surgimento, o que leva a angústia e perda de controle da sua própria vida.[7]

O prurido é o sintoma mais relacionado a interferência no bem-estar do paciente. Sua intensidade correlaciona-se a todos os domínios da qualidade de vida, principalmente ao estado mental, sono e a vergonha de se coçar em locais públicos, e atrair atenção e julgamentos alheios.[11-13]

O angioedema é relatado por 40% a 60% dos pacientes e sua presença está relacionada a pior qualidade de vida quando comparados a pacientes que apresentam apenas urticas.[14,15] A gravidade da doença avaliada pelo escore de atividade da urticária (*Urticaria Activity Score – UAS)* também se correlaciona positivamente com o impacto na qualidade de vida.[15,16]

Tanto os pacientes com urticária crônica espontânea (UCE) quanto os pacientes com urticária crônica induzida (UCInd) são afetados, sendo o prejuízo maior nos pacientes com UCInd, principalmente na urticária de pressão tardia (UPT) e colinérgica.[8,9]

Pacientes com UPT apresentam maior dificuldade em atividades que envolvam estímulo de pressão estática sobre a pele, como ficar de pé por longo período, caminhar longas distâncias ou usar roupas apertadas. Então são comuns problemas em relação a mobilidade, escolha de roupas, trabalho, estudo, lazer e atividades esportivas.[8,9]

A urticária colinérgica é comum em jovens e extremamente incômoda, limitando atividades esportivas, lazer e vida sexual.[9]

Outras formas de UCInd também apresentam dano relevante, devido ao prurido intenso, comum, no dermografismo; a limitação ao banho e ambientes com temperaturas baixas na urticária ao frio ou limitação para caminhar em locais ao ar livre na urticária solar. Em todos os casos, a necessidade de evitar gatilhos específicos compromete a vida social e atividade diárias.[7,15,16]

A urticária crônica acarreta presenteísmo e absenteísmo no trabalho e na escola, com prejuízo nesse importante aspecto da vida dos pacientes.[15,17]

A prevalência de doenças psiquiátricas, como depressão, ansiedade, histeria, hipocondria e transtorno do estresse pós-traumático é elevada e estão associadas a deterioração da qualidade de vida.[18-20]

A abordagem do impacto emocional da doença é essencial e tornam os pacientes mais satisfeitos e confiantes no seu médico e no seu tratamento.[21] Outro ponto relevante é a espiritualidade, que quando avaliada leva a efeito positivo no manejo das doenças crônicas. Pacientes com urticária crônica não controlados apresentam associação negativa com bem-estar espiritual e qualidade de vida.[22,23] Na Figura 2.2 listamos aspectos que não podem ser esquecidos na avaliação da qualidade de vida dos pacientes com urticária crônica.[2]

O DLQI é um instrumento de avaliação genérico das doenças dermatológicas e seu impacto na QV. As diretrizes EAACI/GA2LEN/EDF/WAO recomendam o uso dos questionários específicos como o questionário de qualidade de vida em urticária crônica (*Chronic Urticaria Quality of Life Questionnaire* – CUQ_2oL) e questionário de qualidade de vida do angioedema (AE-QoL) para avaliação e monitoramento da QV em pacientes com UCE (Figura 2.3).[1] Ambas as ferramentas foram validadas para o português brasileiro e devem ser utilizadas na prática médica e na pesquisa clínica.

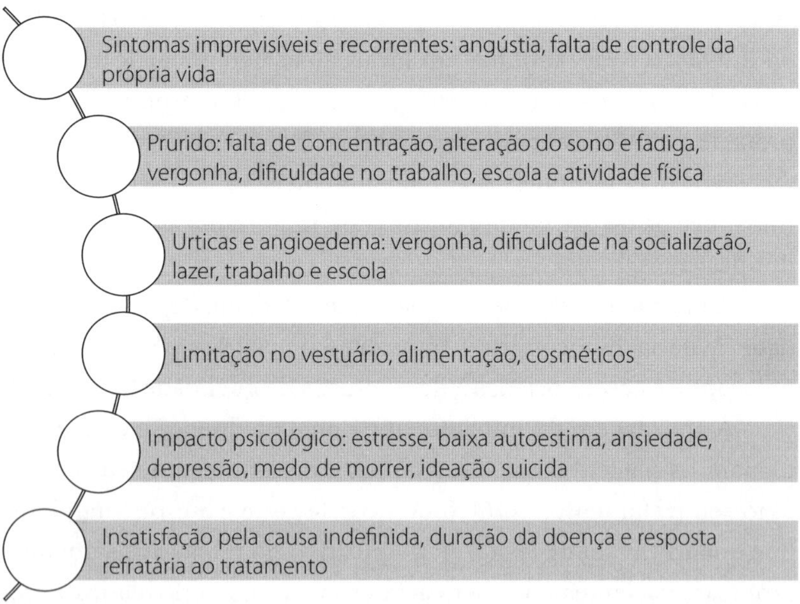

FIGURA 2.2. Aspectos importantes no impacto na QV na urticária crônica.

Questionário de Qualidade de Vida em Urticária Crônica – Chronic Urticaria Quality of Life Questionnaire (CUQ_2oL)

Questionário de Qualidade de Vida em Angiodema – Angioedema Quality of Life Questionnaire (AE-QoL)

FIGURA 2.3. PROs indicados para avaliação da qualidade de vida em urticária crônica e angioedema.

Considerações finais

Embora a UCE não seja uma condição com risco de vida, ela interfere profundamente na qualidade de vida de seus portadores. A razão para esse impacto depende de vários aspectos que caracterizam a doença, como sintomas súbitos, recorrentes e a natureza debilitante desses sintomas, a ocorrência de fadiga, dor, transtornos do sono e falta de concentração além de outros problemas comuns, como o constrangimento, dificuldades no convívio social, e sofrimento emocional.

Visando uma medicina centrada no paciente, a avaliação da qualidade de vida relacionada à saúde permite que pesquisadores e clínicos compreendam, monitorem e manejem melhor a urticária.

Referências bibliográficas

1. Zuberbier T, Abdul Latiff AH, Abuzakouk M, et al. The international EAACI/GA²LEN/EuroGuiDerm/APAAACI guideline for the definition, classification, diagnosis, and management of urticaria. Allergy. 2022;77(3):734-766.
2. Sánchez-Borges M, Ansotegui IJ, Baiardini I, et al. The challenges of chronic urticaria part 1: Epidemiology, immunopathogenesis, comorbidities, quality of life, and management. World Allergy Organ J. 2021;14(6):100533.
3. Skevington SM, Lotfy M, O'Connell KA; WHOQOL Group. The World Health Organization's WHOQOL-BREF quality of life assessment: psychometric properties and results of the international field trial. A report from the WHOQOL group. Qual Life Res. 2004;13(2):299-310.

4. European Medicines Agency. Committee for medicinal products for human use (CHMP). Reflection paper on the regulatory guidance for the use of health-related quality of life (HRQoL) measures in the evaluation of medicinal products. European Medicines Agency website; 2005. Doc. Ref. EMEA/CHMP/EWP/139391/2004. Disponível em: http://www.emea. europa.eu/pdfs/human/ewp/13939104en.pdf. Acessado em: June, 2022.
5. U.S. Department of Health and Human Services FDA Center for Drug Evaluation and Research; U.S. Department of Health and Human Services FDA Center for Biologics Evaluation and Research; U.S. Department of Health and Human Services FDA Center for Devices and Radiological Health. Guidance for industry: patient-reported outcome measures: use in medical product development to support labeling claims: draft guidance. Health Qual Life Outcomes. 2006;4:79. Published 2006 Oct 11. doi:10.1186/1477-7525-4-79.
6. Baiardini I, Braido F, Bindslev-Jensen C, et al. Recommendations for assessing patient-reported outcomes and health-related quality of life in patients with urticaria: a GA(2) LEN taskforce position paper. Allergy. 2011;66(7):840-844.
7. Gonçalo M, Gimenéz-Arnau A, Al-Ahmad M, et al. The global burden of chronic urticaria for the patient and society. Br J Dermatol. 2021;184(2):226-236.
8. Poon E, Seed PT, Greaves MW, Kobza-Black A. The extent and nature of disability in different urticarial conditions. Br J Dermatol, 1999 Apr;140(4):667-71.
9. O'Donnell BF, Lawlor F, Simpson J, Morgan M, Greaves MW. The impact of chronic urticaria on the quality of life. Br J Dermatol, 1997 Feb;136(2):197-201.
10. Baiardini I, Giardini A, Pasquali M, Dignetti P, Guerra L, Specchia C, et al. Quality of life and patients′ satisfaction in chronic urticaria and respiratory allergy. Allergy 2003 Jul;58(7):621-3.
11. Ograczyk-Piotrowska A, Gerlicz-Kowalczuk Z, Pietrzak A, Zalewska-Janowska AM. Stress, itch and quality of life in chronic urticaria females. Postepy Dermatol Alergol. 2018 Apr;35(2):156-160. doi: 10.5114/ada.2018.75237. Epub 2018 Apr 24.
12. Dias GAC, Pires GV, Valle SO, França AT, Papi JA, Dortas SD Jr, et al. Cross-cultural adaptation of the Brazilian-Portuguese version of the chronic urticaria quality-of-life questionnaire – CU-Q2oL. Allergy. 2011; 66:1487-93.
13. Dias GAC, Pires GV, Valle SOR, Dortas Junior SD, Levy S, França AT, Baiardini I, Canonica WG. Impact of chronic urticaria on the quality of life in universitary hospital's patients. An Bras Dermatol. 2016;91(6):754-9.
14. Sussman G, Abuzakouk M, Canonica W, et al. Angioedema in chronic spontaneous urticaria is underdiagnosed and has a substantial impact: Analyses from ASSURE-CSU. Allergy. 2018; 73:1724-34.
15. Maurer M, Abuzakouk M, Bérard F, et al. The burden of chronic spontaneous urticaria is substantial: Real-world evidence from ASSURE-CSU. Allergy. 2017;72(12):2005-2016.

16. Weller K, Makris M, et al. Disease activity only moderately correlates with quality of life impairment in patients with chronic spontaneous urticaria. Dermatology. 2013; 226:371-9.
17. Maurer M, Giménez-Arnau A, Ensina LF, Chu CY, Jaumont X, Tassinari P. Chronic urticaria treatment patterns and changes in quality of life: AWARE study 2-year results. World Allergy Organ J. 2020;13(9):100460.
18. Balp MM, Lopes da Silva N, Vietri J, Tian H, Ensina LF. The Burden of Chronic Urticaria from Brazilian Patients' Perspective. Dermatol Ther (Heidelb). 2017 Dec;7(4):535-545.
19. Staubach P, Eckhardt-Henn A, Dechene M, Vonend A, Metz M, Magerl M et al. Quality of life in patients with chronic urticaria is differentially impaired and determined by psychiatric comorbidity. Br J Dermatol. 2006 Feb;154(2):294-8.
20. Ozkan M, Oflaz SB, Kocaman N, Ozseker F, Gelincik A, Büyüköztürk S, et al. Psychiatric morbidity and quality of life in patients with chronic idiopathic urticaria. Ann Allergy Asthma Immunol. 2007 Jul;99(1):29-33.
21. Chung MC, Symons C, Gilliam J, Kaminski ER. The relationship between posttraumatic stress disorder, psychiatric comorbidity, and personality traits among patients with chronic idiopathic urticaria. Compr Psychiatry. 2010 Jan-Feb;51(1):55-63.
22. Maurer M, Ortonne J-P, Zurbibier T. Chronic urticaria: a patient survey on quality-of-life, treatment usage and doctor–patient relation. Allergy. 2009 Apr;64(4):581-8.
23. Dortas Junior SD, Azizi GG, Moret RN, Bastos Junior RM, Valle SOR. Spiritual well-being and quality of life are impaired in chronic urticaria. Eur Ann Allergy Clin Immunol. 2021;53(5):221-227.

Capítulo

3

Urticária: alergia ou autoimunidade

Rosana Câmara Agondi

Janaina Michele Lima Mello

Introdução

Pelo menos duas causas possíveis para urticária crônica espontânea (UCE) são reconhecidas sendo representadas por endótipos autoimunes que envolvem a participação de dois tipos de autoanticorpos diferentes associados à ativação do mastócito (Figura 3.1). Esses endótipos de UCE foram denominados com base na classificação das reações de hipersensibilidade de Gell e Coombs.[1]

ATENÇÃO

Endótipos na UCE

A) UCE autoimune ou autoimune tipo IIb (hipersensibilidade tipo IIb): caracterizada pela produção de autoanticorpos IgG antirreceptor de alta afinidade de IgE ou anti-IgE.[1,2]

B) UCE autoalérgica ou autoimune tipo I (hipersensibilidade tipo I): caracterizada pela produção de autoanticorpos IgE direcionados a autoantígenos (ou autoalérgenos).[1,2]

Ambos os endótipos apresentam o mesmo fenótipo, ou seja, a ocorrência de urticas, angioedema ou ambos, com o mesmo mecanismo associado à ativação do mastócito. Esse mecanismo leva à vasodilatação, ao aumento de extravasamento vascular, à ativação de terminações nervosas na pele e ao recrutamento de células inflamatórias. A UCE do tipo I (autoalérgica) parece ser mais comum do que o tipo IIb. Além disso, uma sobreposição dos dois endótipos foi recentemente relatada.[1]

UCE autoimune tipo IIb

Os primeiros relatos de associação entre UC e doença autoimune foram descritos em paciente com doença da tireoide, que está presente em até 14,4% dos pacientes, especialmente nas mulheres.[3]

Nesses casos, os autoanticorpos do tipo IgG induzem a desgranulação de mastócitos e basófilos através da ligação cruzada com os receptores para IgE (Figura 3.1).[4,5]

O autoanticorpo IgG anti-FcεRI pode ser encontrado em 30% a 40% e IgG anti-IgE, em 5% a 10% dos pacientes com UCE. Os autoanticorpos IgG (também IgM) ativam a via clássica da cascata do complemento e a formação de componentes C5a, que também podem ativar os mastócitos através dos receptores C5aR.[6]

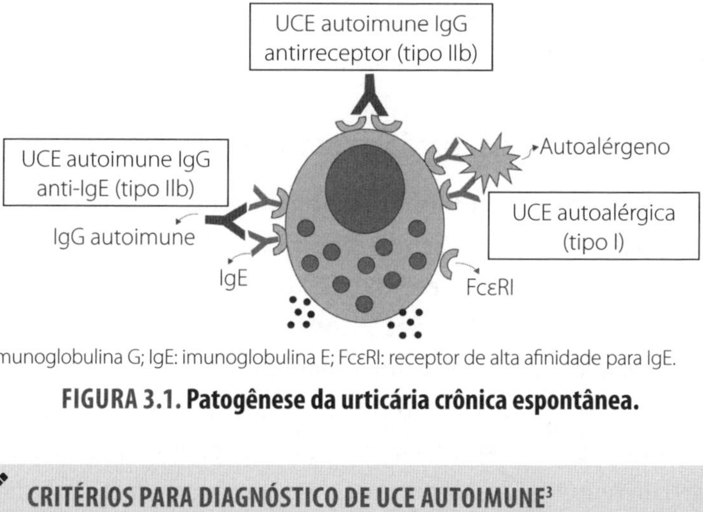

IgG: imunoglobulina G; IgE: imunoglobulina E; FcεRI: receptor de alta afinidade para IgE.

FIGURA 3.1. Patogênese da urticária crônica espontânea.

CRITÉRIOS PARA DIAGNÓSTICO DE UCE AUTOIMUNE[3]

a) Autorreatividade *in vivo* – fatores séricos capazes de desencadear uma reação de eritema e edema: teste de soro autólogo.
b) Reatividade de basófilos *in vitro*.
   - b.1) Teste de histamina de liberação de basófilos (BHRA) – padrão-ouro para detectar autoanticorpos funcionais.
   - b.2) Teste de ativação de basófilos (BAT).
c) Detecção por imunoensaio (ELISA) para identificar autoanticorpos específicos.

▪ Teste de soro autólogo

O teste cutâneo de soro autólogo, também conheciso como teste do autossoro, é um teste *in vivo* utilizado na ativação de mastócitos. A injeção intradérmica de soro autólogo induz a formação de uma urtica em uma grande proporção de pacientes com urticária crônica. Isso indica a presença de fatores circulantes que levam à liberação de histamina. Desse modo, o teste do soro autólogo positivo (TSA) tem sido considerado um marcador de "autorreatividade". Portanto, esse teste quando positivo sugere um mecanismo autoimune, indicando a presença de autoanticorpos funcionais.[7,8]

▪ UCE autoimune e associação a outras doenças autoimunes

Outras doenças autoimunes podem estar associadas a UCE em 30% a 50% dos casos, sendo mais prevalente no sexo feminino. Essa associação acontece em média 10 anos após o início da UC em aproximadamente 80% dos casos, ressaltando a importância de o especialista manter um acompanhamento do paciente, avaliando tanto aspectos clínicos como laboratoriais. Exemplos de doenças autoimunes associadas a UCE são: tireoidopatias (mais prevalente), artrite reumatoide, síndrome de Sjögren, doença celíaca, diabetes melito tipo 1, lúpus eritematoso sistêmico (LES), poliomiosite e dermatomiosite.[9]

Foi verificado que 28% dos pacientes com UCE tinham no mínimo uma doença autoimune, desssas a mais prevalente era a tireoidite de Hashimoto (≥ 21%). Além disso, 2% dos pacientes com UCE apresentavam duas ou mais doenças autoimunes concomitantes. As comorbidades autoimunes em pacientes com UCE foram associadas ao sexo feminino, à história familiar de doença autoimune, assim como a taxas maiores de hipo ou hipertireoidismo.[9,10]

A presença de autoanticorpos em pacientes com UCE ocorre frequentemente, como é o caso da IgG antitireoperoxidase (TPO), que é detectada em mais de 30% dos pacientes. O risco de doença autoimune pode ser 1,7 vezes maior em pacientes com teste do soro autólogo positivo, 2,9 vezes naqueles com teste de liberação de histamina pelo basófilo (BHRA) positivo, e até 3,3 quando o paciente apresenta teste de ativação de basófilo (BAT) positivo. A presença de marcadores para doenças autoimunes, como anticorpo antinuclear (FAN) e/ou IgG contra anticorpo tireoidiano, está associada a pior resposta ao omalizumabe.[9,10] Portanto, algumas características clínicas e laboratoriais ou padrão de resposta ao tratamento na UCE são encontrados nos pacientes com autoimunidade tipo IIb (Tabela 3.1).[11]

TABELA 3.1. Características dos pacientes com UCE autoimune tipo IIb

1. Presença de autoanticorpo a. IgG antirreceptor de IgE (FcεRI): 35%-40% b. IgG anti-IgE: 5%-10%
2. Teste soro autólogo positivo
3. IgG antitireoperoxidade (TPO) (+), fator antinuclear (FAN) (+)
4. IgE total baixa
5. PCR elevada
6. Basopenia e eosinopenia
7. Associação a outras doenças autoimunes
8. Maior refratariedade aos anti-histamínicos
9. Respondedores tardios ao omalizumabe

FONTE: Adaptada de Maurer M *et al.*[11]

UCE autoalérgica

O primeiro relato de autoalergia foi sugerido para explicar a basopenia associada à urticária.[3] Inicialmente foi descrito um caso de uma paciente com urticária crônica associada à presença de IgE antitireoperoxidase, sugerindo um mecanismo autoalérgico para a UC.[12]

Apesar da possibilidade de ativação dos mastócitos na UC por alérgenos que se ligassem especificamente às moléculas de IgE ancoradas aos seus receptores de alta afinidade, antígenos ambientais (externos) não são considerados potenciais alérgenos na patogênese dessa condição. Além disso, devido à frequente associação da UCE a doenças autoimunes, especialmente doença autoimune de tireoide, juntamente com a alta frequência de autoanticorpos antitireoidianos (maior que 30%) foi postulado que os mastócitos cutâneos de alguns pacientes com UCE seriam ativados por um mecanismo autoalérgico, por autoanticorpos IgE específicos para a TPO.[13] Assim, a presença de IgE específica para TPO, pesquisada através do método de ELISA (*Enzyme Linked ImmunonoSorbent Assay*) pode ser encontrada em até 54,2% dos pacientes com UCE.[13]

A IgE específica para TPO também foi detectada através de teste cutâneo imediato, teste intradérmico, expressão de CD203c nos basófilos (através do teste de ativação dos basófilos) e transferência passiva de soro.[14] A IgE anti-TPO não é um biomarcador específico para UCE, porém desempenha um papel patogênico na ativação celular e na exacerbação da doença em um subgrupo de pacientes com UCE.[14]

Além dos anticorpos anti-TPO, foi verificada em pacientes com UCE uma alta frequência de autoanticorpos IgE contra diferentes autoantígenos, como por exemplo, a interleucina (IL)-24, que se mostrou um autoantígeno comum, específico e funcional em pacientes com UCE.[15] Também foi detectado IgE antifator tecidual em uma proporção relevante de pacientes com UCE.[16] Dessa maneira, similar a UCE autoimune tipo IIb, algumas características clínicas e laboratoriais ou padrão de resposta ao tratamento são encontrados nos pacientes com UCE e autoalergia (Tabela 3.2).[11]

TABELA 3.2. Características dos pacientes com UCE autoalérgica

1.	Presença de autoanticorpo IgE anti-TPO, IL-24, fator tecidual e outros
2.	IgE total elevada
3.	Provável associação a outras doenças alérgicas/atópicas
4.	Melhor resposta aos anti-histamínicos
5.	Respondedores rápidos ao omalizumabe

FONTE: Adaptada de Maurer M *et al.*[11]

Com um melhor entendimento dos diferentes mecanismos que levam à ativação dos mastócitos nos diversos tipos de urticária, será possível otimizar a investigação na avaliação de possíveis comorbidades, bem como definir as melhores opções de tratamento para cada paciente.

Referências bibliográficas

1. Kolkhir P, Muñoz M, Asero R, Ferrer M, Kocatürk E, Metz M, Xiang YK, Maurer M. Autoimmune chronic spontaneous urticaria. J Allergy Clin Immunol 2022;149:1819-31.
2. Bracken SJ, Abraham S, MacLeod AS. Autoimmune theories of chronic spontaneous urticaria. Front Immunol 2019 Mar 29;10:627.
3. Kolkhir P, Church MK, Weller K, Metz M, Schmetzer O, Maurer M. Autoimmune chronic spontaneous urticaria: What we know and what we do not know. J Allergy Clin Immunol 2017;139:1772-81.
4. Grattan CE, Francis DM, Hide M, Greaves MW. Detection of circulating histamine releasing autoantibodies with functional properties of anti-IgE in chronic urticaria. Clin Exp Allergy 1991;21:695-704.

5. Hide M, Francis DM, Grattan CEH, Hakimi J, Kochan JP, Greaves MW. Autoantibodies against the high-affinity IgE receptor as a cause of histamine release in chronic urticaria. N Engl J Med 1993;328:1599-604.
6. Kaplan AP. Diagnosis, pathogenesis, and treatment of chronic spontaneous urticaria. Allergy Asthma Proc 2018;39:184-90.
7. Schoepke N, Asero R, Ellrich A, Ferrer M, Gimenez-Arnau A, E H Grattan C, et al. Biomarkers and clinical characteristics of autoimmune chronic spontaneous urticaria: Results of the PURIST Study. Allergy 2019;74:2427-36.
8. Asero R, Tedeschi A, Marzano AV, Cugno M. Chronic urticaria: a focus on pathogenesis. F1000 Research 2017;6:1095.
9. Confino-Cohen R, Chodick G, Shalev V, Leshno M, Kimhi O, Goldberg A. Chronic urticaria and autoimmunity: associations found in a large population study. J Allergy Clin Immunol. 2012;129:1307-13.
10. Kolkhir P, Altrichter S, Asero R, Daschner A, Ferrer M, Giménez-Arnau A, et al. Autoimmune diseases are linked to Type IIb autoimmune chronic spontaneous urticaria. Allergy Asthma Immunol Res 2021;13:545-59.
11. Maurer M, Eyerich K, Eyerich S, Ferrer M, Gutermuth J, Hartmann K, et al. Urticaria: Collegium Internationale Allergologicum (CIA) Update 2020. Int Arch Allergy Immunol 2020;181:321-33.
12. Bar-Sela S, Reshef T, Mekori YA. IgE antithyroid microsomal antibodies in a patient with chronic urticaria. J Allergy Clin Immunol 1999;103:1216-7.
13. Altrichter S, Peter HJ, Pisarevskaja D, Metz M, Martus P, Maurer M. IgE mediated autoallergy against thyroid peroxidade – novel pathomechanism of chronic spontaneous urticaria? PLoS One 2011;6:e14794.
14. Sánchez J, Sánchez A, Cardona R. Causal relationship between anti-TPO IgE and chronic urticaria by *in vitro* and *in vivo* tests. Allergy Asthma Immunol Res 2019;11:29-42.
15. Schmetzer O, Lakin E, Topal FA, Preusse P, Freier D, Church M, Maurer M. IL-24 is a common and specific autoantigen of IgE in patients with chronic spontaneous urticaria. J Allergy Clin Immunol 2018;142:876-82.
16. Cugno M, Asero R, Ferrucci S, Lorini M, Carbonelli V, Tedeschi A, Marzano AV. Elevated IgE to tissue factor and thyroglobulin are abated by omalizumab in chronic spontaneous urticaria. Allergy 2018;73:2408-11.

Capítulo

4

Diagnóstico da urticária

Roberta Fachini Jardim Criado
José Carlison Santos de Oliveira
Paulo Ricardo Criado

Conceitos básicos

O diagnóstico da urticária é fundamentalmente clínico.[1] A **urtica** consiste em três características típicas:

- Edema central de tamanho variado, quase que invariavelmente circundado por um eritema reflexo.
- Prurido associado e às vezes sensação de queimação.
- Natureza efêmera, com a pele retornando ao seu aspecto normal geralmente em 1 a 24 horas.

O **angioedema** pode ou não ocorrer na urticária, e por sua vez é definido por:

- Edema súbito e pronunciado da derme profunda e do subcutâneo.
- Maior frequência do sintoma de dor em relação ao prurido.
- Acometimento frequente das membranas mucosas.

Resolução do quadro em torno de 72 horas, de maneira mais lenta em comparação com as urticas.[1]

O exame histopatológico da urtica clássica demonstra:[2,3]

- Edema da epiderme e das dermes superficial e média, com dilatação das vênulas pós-capilares e vasos linfáticos da derme superficial.
- Dependendo da duração da urtica, há infiltrado inflamatório misto perivascular de intensidade variável, constituído por neutrófilos e/ou eosinófilos, macrófagos e linfócitos do tipo T-auxiliares.
- Na urticária de pressão tardia, o infiltrado localiza-se preferencialmente nas dermes média e profunda.
- No angioedema ocorrem alterações similares na derme profunda e no subcutâneo.

Conhecer a histopatologia da urticária é importante, especialmente nos casos em que o quadro clínico é duvidoso, e torna-se importante o diagnóstico diferencial com outras síndromes urticariformes (ver Capítulo 6).

Urticária aguda

Na urticária aguda, uma história clínica compatível associada ao exame físico característico é suficiente para o diagnóstico. Uma anamnese detalhada é fundamental para se avaliar a associação a possíveis desencadeantes (Tabela 4.1). Quando houver um desencadeante específico suspeito, recomenda-se investigar para confirmação ou exclusão.[3,4]

TABELA 4.1. Principais causas de urticária aguda

Infecções (virais e bacterianas)/parasitoses
Alimentos: leite de vaca, ovos, amendoim, soja, trigo, peixes, frutos do mar, nozes e frutas
Medicamentos: anti-inflamatórios não esteroides (AINEs) e inibidores da enzima conversora da angiotensina (IECA)
Estímulos físicos
Venenos de insetos himenópteros

FONTE: Adaptada de Alcantara *et al.*[4]

Em até 30% a 50% dos casos não é possível identificar uma causa específica nas urticárias agudas, e parte desses pacientes podem evoluir para a forma crônica.[2]

O exame morfológico cuidadoso das características das urticas e do angioedema, se presente, é essencial para o diagnóstico correto. Deve-se observar:

- Duração e padrão de recorrência das lesões (menos de 24 horas com episódios com duração inferior a 6 semanas).
- Número, forma, tamanho, localização e distribuição das lesões.[1]

Exames laboratoriais devem ser realizados somente quando a história e os dados clínicos sugerem um possível desencadeante ou uma doença subjacente.[1]

A urticária aguda, por ser autolimitada, geralmente não requer investigação diagnóstica.[1,4]

▪ Quando investigar[1,3,4]

- Suspeita de alergia alimentar IgE mediada.
- Hipersensibilidade a medicamentos.
- Alergia a veneno de insetos.
- Alergia ao látex.[1,3]
- Confirmação diagnóstica de infecções/parasitoses.

Considerar testes alérgicos cutâneos ou dosagem sérica de IgE específica, caso haja possível associação a alergia mediada por IgE.[3,4]

Urticária crônica

Devido à heterogeneidade dessa doença e seus variados subtipos, um protocolo para o diagnóstico pode ser delineado, de modo que inclua:[1,6,7]

- História detalhada do paciente.
- Exame físico completo, se houver a suspeita de urticária induzida, testes de provocação devem ser indicados, orientados pelo desencadeante.[6]

▪ Quando e o que investigar na urticária crônica espontânea (UCE)

O Tabela 4.2 indica os exames que devem ser solicitados diante de um paciente com UCE e naqueles com lesões urticadas.[6,7]

TABELA 4.2. Investigação laboratorial

Urticária crônica espontânea	Lesões urticadas relacionadas a outras doenças
Exames e investigação adicional em pacientes com urticas típicas: **Obrigatório** - VHS e ou PCR - Hemograma - **Biomarcadores** - IgE e Anti-TPO e exames adicionais na dependência da história e exame físico	**Exames e investigação adicional em pacientes com urticas atípicas ou qualquer dos sintomas listados:** - Biópsia cutânea - VHS e PCR - Hemograma - Ferritina - Eletroforese de proteínas - Imunofixação - Proteína amiloide "a" sérica

Quando investigar urticária crônica espontânea?

Como dito anteriormente, a urticária é uma doença de diagnóstico clínico, não sendo necessárias outras investigações além dos testes de provocação para urticária induzida.

Por essa razão, o exame clínico das lesões é extremamente relevante, devendo ser realizado de preferência presencialmente.

A investigação adicional deve ser considerada em qualquer situação a seguir:

- Lesões que não correspondem a descrição exata do início deste capítulo.
- Aparecimento de sintomas sistêmicos (febre, adinamia, artralgia, artrites, conjuntivites e outros sintomas sistêmicos como sintomas gastrointestinais).
- Lesões que não desaparecem, que deixam máculas residuais ou púrpura à vitropressão.
- Urticas associadas a pápulas, bolhas, vesículas, crostas hemáticas, púrpura ou hipercromia.
- Prurido intratável com melhora das lesões. Os diagnósticos diferenciais de urticária podem ser vistos no Capítulo 6.

▪ Biomarcadores na urticária crônica espontânea

Biomarcadores ou marcadores biológicos são fatores que podem ser medidos e indicam a ocorrência de função normal ou patológica em um organismo ou uma resposta a um agente farmacológico.[8]

Os biomarcadores podem ser assim divididos:[8,9]

- Diagnósticos: não há biomarcadores definidos para o diagnóstico da UCE.
- Atividade ou gravidade da doença:
  - *Clínicos:* idade de início mais avançada, sexo feminino, duração da doença, presença de angioedema, exacerbação com anti-inflamatórios não esteroides (AINEs), má resposta aos anti-histamínicos, escore alto de atividade da urticária nos últimos 7 dias (UAS7) ou teste de controle da urticária (UCT) baixo são relacionados a maior gravidade da doença.[1,8]
  - *Teste do soro autólogo (AAST):* a positividade é relacionada com maior atividade e maior gravidade.[6,8,9]
- Laboratoriais:
  - *Gravidade:* PCR elevada, basopenia, aumento de expressão de CD203c, eosinopenia, elevação do d-dímero ou fragmentos 1 e 2 da protrombina, presença de autoanticorpos da tireoide estão associados a UCE mais grave. Outros biomarcadores ainda em nível experimental são associados a atividade da doença, a saber: aumento das interleucinas, IL-6, IL-17, IL-18, IL-23, IL-33, aumento de eotaxina e metaloproteinase 9 da matriz (MMP9).[8,9]
- Tratamento:

Os biomarcadores podem ser bastante interessantes no que se refere a identificação dos pacientes que apresentam tendência maior ou menor a responder a cada tipo de tratamento.

- Biomarcadores que indicam resposta desfavorável aos anti-histamínicos: UAS7 muito elevado, ASST positivo, dosagem de D dímero alta, PCR aumentado. Além disso, experimentalmente foi demonstrado que o aumento de PAF está correlacionado com a baixa resposta ao tratamento com anti-histamínicos.[8]
- Biomarcadores associados a resposta favorável ao omalizumabe: altos níveis de IgE e aumento da IgE após o uso da primeira dose da medicação.[6,8]
- Biomarcadores associados a resposta lenta ou inexistente ao omalizumabe: autoimunidade, especialmente com a, autoanticorpos antitireoidianos, basopenia, eosinopenia, teste de ativação basofílica positivo e ASST positivo.[6]
- Biomarcadores associados a resposta favorável a ciclosporina: autoimunidade, especialmente a presença de autoanticorpos antitireoidianos, basopenia, teste de ativação basofílica positivo e ASST positivo.[8]
- A presença de dosagem de d-dímero elevada está associada a menor resposta ao tratamento com a ciclosporina.[8]

Outros biomarcadores, como a substância P, a Siglec-8, SYK e outras citocinas, têm sido pesquisados como possíveis biomarcadores de atividade e resposta ao tratamento da doença.[9]

Referências bibliográficas

1. Zuberbier T, Abdul Latiff AH, Abuzakouk M, Aquilina S, Asero R, Baker D, et al. The international EAACI/GA.LEN/EuroGuiDerm/ APAAACI guideline for the definition, classification, diagnosis, and management of urticaria. Allergy. 2022;77(3):734-66. doi: 10.1111/ all.15090.
2. Criado PR, Criado RFJ, Maruta CW, Martins JEC, Rivitti E. Urticária. An Bras Dermatol. 2005;80:613-30. https://doi.org/10.1590/S0365059620050007000008.

3. Losappio L, Heffler E, Bussolino C, Cannito CD, Carpentiere R, Raie A, et al. Acute urticaria presenting in the emergency room of a general hospital. Eur J Intern Med. 2014;25:147-50. doi: 10.1016/j.ejim.2013.11.003.
4. De Alcântara CT, Raeder DFT, Campinhos FL, Brandão LS, Campos RA, França AT, et al. Practical guide to acute urticaria. Arq Asma Alerg Imunol. 2022;6:214-224.
5. Maurer M, Zuberbier T, Metz M. The classification, pathogenesis, diagnostic workup, and management of urticaria: An Update. Handb Exp Pharmacol. 2022;268:117-133. doi: 10.1007/164_2021_506.
6. lkhir P, Giménez-Arnau AM, Kulthanan K, Peter J, Metz M, Maurer M. Urticaria. Nat Rev Dis Primers. 2022;8:61. doi: 10.1038/s41572-022-00389-z.
7. Peroni A, Colato C, Zanoni G, Girolomoni G. Urticarial lesions: if not urticaria, what else? The differential diagnosis of urticaria: part II. Systemic diseases. J Am Acad Dermatol. 2010;62:557-70. doi: 10.1016/j.jaad.2009.11.687.
8. Asero R, Cugno M. Biomarkers of chronic spontaneous urticaria and their clinical implications. Expert Rev Clin Immunol. 2021;17:247-254. doi: 10.1080/1744666X.2021.1882304.
9. Zhang Y, Zhang H, Du S, Yan S, Zeng J. Advanced biomarkers: Therapeutic and diagnostic targets in urticaria. Int Arch Allergy Immunol. 2021;182:917-931. doi: 10.1159/000515753.

Capítulo

5

Ferramentas para avaliação da gravidade, controle e qualidade de vida

Sérgio Duarte Dortas Junior
Fernanda Sales da Cunha

Introdução

O uso de questionários baseados nos relatos dos pacientes (*Patient Reported Outcomes* – PROs) é uma forma objetiva de se avaliar a gravidade, controle e impacto na qualidade de vida de uma determinada doença na prática médica diária. Os PROs auxiliam no manejo ideal das urticárias, levando em consideração a percepção do paciente sobre sua própria doença e adaptando o tratamento às suas necessidades.

As *Diretrizes Internacionais EAACI/GA²LEN/EuroGuiDerm/APAAACI* recomendam o uso de ferramentas específicas para auxiliar na avaliação de pacientes com urticária, de acordo com as manifestações clínicas (urticas e/ou angioedemas)[1] (Tabelas 5.1 a 5.3).

TABELA 5.1. *Patient reported outcomes* (PRO) para avaliação da urticária crônica e angioedema

Urticária	Angioedema
Urticaria Activity Score (UAS)	*Angioedema Activity Score* (AAS)
Urticaria Control Test (UCT)	*Angioedema Control Test* (AECT)
Chronic Urticaria Quality of life Questionnaire (CU-Q2oL)	*Angioedema Quality of life Questionnaire* (AE-QOL)

FONTE: Adaptada de Valle SOR, Doris-Junior SD, Dias GAC *et al*. Arq Asma Alerg Imunol. 2018 2(2) 209-224.

Urticária

▪ Escore de atividade de urticária (*Urticaria Activity Score*)

O escore de atividade de urticária (UAS) é uma ferramenta prospectiva, usada em ensaios clínicos e na prática clínica diária para avaliar a atividade/gravidade da urticária crônica espontânea (UCE), assim como a resposta ao tratamento. Apresenta dois componentes: número de urticas (variando de 0: nenhuma a 3: mais de 50 pápulas) e intensidade da coceira (variando de 0: nenhuma a 3: intensa).[2-4] Os pacientes são solicitados a documentar em intervalos de 24 horas, e o resultado somado fornece uma pontuação diária do UAS (0-6 pontos). Devido à imprevisibilidade das urticas e prurido, recomenda-se que o UAS seja preenchido por 7 dias consecutivos, para compensar as flutuações que comumente ocorrem na atividade da doença. Esta pontuação é somada ao longo de 7 dias que precedem a consulta médica, conferindo a pontuação denominada UAS7 (0-42 pontos).[5,6] Os valores de corte foram propostos da seguinte forma: uma pontuação UAS7 de 7 a 15 indica atividade leve da doença, uma pontuação UAS7 de 16 a 27 indica atividade moderada da doença e uma pontuação UAS7 de 28 a 42 indica atividade grave da doença.[7]

A diferença mínima clinicamente importante (MID) no UAS7, mudança de pontuação mínima que reflete uma mudança na atividade da doença, foi estimada em diferentes estudos.[8-10] O que tem sido preconizado é a MID que foi encontrada por Hawro *et al.* que, em estudo sobre a validade do UAS, estimaram a MID como uma redução de 11 pontos.[9]

É importante ressaltar que o UAS7 é aplicável apenas para UCE e não para urticária crônica induzida (UCInd). No entanto, os escores de atividade específicos de UCInd estão disponíveis (CholUAS7 para urticária colinérgica – somente inglês e alemão) ou em desenvolvimento (ColdUAS para urticária ao frio, SDAS para dermografismo sintomático).[11]

▪ Teste de controle da urticária (*Urticaria Control Test*)

O teste de controle da urticária (UCT) foi desenvolvido especificamente para avaliar o estado de controle e a resposta terapêutica, complementando as limitações do UAS7. É um questionário retrospectivo que avalia o controle da urticária, nas 4 semanas anteriores, com base na percepção do paciente. É de fácil preenchimento, pois é composto por apenas 4 questões, com 5 opções cada. Essas características o tornam uma ferramenta útil para avaliar o controle da doença, tanto na prática clínica diária quanto em ensaios clínicos.[4,12]

O UCT foi desenvolvido e validado para determinar o nível de controle da doença em todas as formas de UC: UCE (com ou sem angioedema), UCInd e combinações de ambos os subtipos.[12] Foi originalmente desenvolvido em alemão. Duas formas de UCT estão disponíveis: a forma longa UCT (UCTlg) (8 perguntas) e a forma curta UCT (UCTsh) (4 perguntas). O UCT está disponível em vários idiomas, incluindo o português (cultura brasileira).[13]

Como os resultados de ambas as formas do UCT se correlacionam extensivamente, o UCTsh, mais conveniente, é usado principalmente em ensaios clínicos e atendimento de rotina ao paciente.[14]

Entre os benefícios do UCT estão sua natureza retrospectiva, o que significa que pode ser independente de qualquer contato prévio com o paciente, e o fato de ser simples e rápido de preencher, tanto para pacientes quanto médicos. A MID no UCT foi estimada como de 3 pontos.[15]

ATENÇÃO

A forma ideal de uso do UAS7 e UCT em pacientes com UC seria a combinação de ambos, pois focam em diferentes aspectos da doença. O uso combinado desses dois questionários na prática clínica daria ao médico uma melhor visão geral da atividade da doença, bem como do controle da doença.[1,3]

▪ Questionário de qualidade de vida em urticária (*Chronic Urticaria Quality of Life Questionnaire*)

O questionário de qualidade de vida em urticária (CU-Q2oL) é capaz de medir, com maior eficácia, o impacto da UC na qualidade de vida dos pacientes. O questionário possui 23 itens, que na versão original em italiano dividem-se em seis domínios, e na versão em português (cultura brasileira), em três: I. sono/estado mental/alimentação, II. prurido/impacto nas atividades e III. edema/limitações/aparência. O paciente deve responder, levando em consideração as duas últimas semanas, indicando em uma escala *likert* de cinco pontos a intensidade de cada item separadamente, variando de 1 = "nada" a 5 = "muitíssimo". Para cada uma das três dimensões calcula-se um escore, e, em seguida, um índice total para todas as dimensões. O escore total mínimo do questionário é 23, que é calculado pelo somatório do valor mínimo (1: nada) dado a cada resposta pelo paciente. Esse escore indica melhor qualidade de vida. O escore máximo é 115, quando o paciente atribui pontuação máxima para todas as questões (5: muitíssimo). Quanto maior a pontuação, pior é a percepção do paciente da sua qualidade de vida.[4,16,17]

O questionário pode ser aplicado durante a consulta ou na sala de espera. Na prática clínica diária, o CU-Q2oL deve ser aplicado pelo menos a cada 6 meses, ou mais frequentemente, em serviços médicos de referência.[4] A MID do escore total do CU-Q2oL foi estimado em 15 pontos.[18]

O CU-Q2oL foi validado para várias línguas, utilizado em inúmeros estudos, e mostrou ser mais sensível do que outros instrumentos não específicos disponíveis para avaliação da qualidade de vida.[6] Cabe ressaltar que o CU-Q2oL avalia, exclusivamente, UCE e não UCInd; além de não ter uma categorização de gravidade.[4]

TABELA 5.2. Ferramentas para avaliação de urticária

	UAS	CU-Q2oL	UCT
Validado	Sim	Sim	Sim
Tempo de preenchimento (minutos)	< 1 min	< 10 min	< 5 min
Coleta de dados	Diária prospectiva	2 semanas retrospectiva	4 semanas retrospectiva
Número de questões	2	23	4
Escore	0-6	23-115	0-16
População	Adulta com UCE	Adulta com UCE	Adulta com UCE e/ou UCInd
Avaliação	Atividade da doença	Qualidade de vida	Controle da doença

Angioedema

▪ Escore de atividade do angioedema (*Angiedema Activity Score*)

O escore de atividade do angioedema (AAS) é um instrumento de uso diário, prospectivo, utilizado para determinar a atividade da doença. Consiste em 5 perguntas sobre a frequência, duração e intensidade dos sintomas, limitação às atividades diárias e prejuízo à aparência física. A pergunta de abertura do questionário auxilia o examinador a identificar em quais dias, durante a realização do questionário, o paciente apresentou angioedema. Esta pergunta não deve ser pontuada. As demais perguntas pontuam de 0 a 3 pontos, com pontuação máxima diária de 15 pontos. O AAS permite avaliar o paciente por 7 (AAS7) ou 28 dias consecutivos (AAS28), com pontuação que varia de 0 - 105 (AAS7) e 0 - 420 pontos (AAS28). O escore total deve ser interpretado da seguinte forma: 0 (paciente assintomático), 1 a 35 pontos (angioedema recorrente leve), 36 a 70 pontos (moderado), 71 a 105 pontos (grave).[4]

Este instrumento pode ser utilizado em pacientes acima de 18 anos, com todos os tipos de angioedema recorrente, inclusive no angioedema hereditário. Porém, para este último, existem PROs mais específicos e adequados, que não serão abordados neste capítulo.[19]

▪ Teste de controle do angioedema (*Angioedema Control Test*)

O teste de controle do angioedema (ACT) um questionário retrospectivo, de fácil preenchimento, com 4 perguntas que monitoram o controle da doença durante as últimas 4 semanas ou 3 meses. Semelhante ao UCT na urticaria crônica, o AECT contém 4 perguntas com 5 opções de resposta cada (0-4 pontos). O escore total mínimo do questionário é 0, obtido através da soma do valor mínimo para cada pergunta (0: bastante/muito frequente). O escore total máximo é de 16 pontos, atribuído à soma da pontuação máxima para todas as questões (4: nada/nunca). Pontuações totais menores que 10 pontos indicam angioedema mal controlado, escores iguais ou acima desse valor indicam controle da doença. Assim como no UCT, quanto maior a pontuação, melhor é a percepção do paciente do controle da sua doença.[20]

Esse questionário pode ser utilizado em adultos com todos os tipos de angioedema recorrente.[19]

▪ Questionário de qualidade de vida no angioedema (*Angioedema Quality of Life Questionnaire*)

Primeiro questionário validado para mensurar o impacto na qualidade de vida em pacientes com angioedema recorrente. São 17 perguntas, que avaliam retrospectivamente um período de 4 semanas e abrangem 5 diferentes dimensões: Funcionalidade, Fadiga/Humor, Sentimentos/Vergonha e Nutrição.[21]

Cada pergunta possui 5 opções de reposta que variam de: “Nunca” (1 ponto) a “Muito Frequente” (5 pontos). O escore total mínimo do questionário é 17, indicando uma excelente qualidade de vida. O escore máximo, 85, evidenciando pior qualidade de vida. Este questionário foi validado para o português, porém, até o momento, não existe nenhum *cut-off* estabelecido que distinga acometimento leve, de moderado ou grave. Recomenda-se aplicação mínima a cada 6 meses ou mais frequente, em centros de referência. Indicado para pacientes acima de 18 anos.[4]

ATENÇÃO

Todos os questionários citados apresentam versão validada para o português (cultura brasileira), e podem, com exceção do CU-QoL, ser baixados gratuitamente para utilização não comercial em https://moxie-gmbh.de.

TABELA 5.3. Ferramentas para avaliação de angioedema recorrente

	AAS	AE-QOL	AECT
Adaptado	Sim	Sim	Não
Tempo de preenchimento (minutos)	< 1 min	< 5 min	< 5 min
Coleta de dados	Diária prospectiva	4 semanas retrospectiva	4 semanas ou 3 meses retrospectiva
Número de questões	1 se nenhum sintoma, 6 se sintomático	17	4
Escore	0-15	17-85	0-16
População	Adulta com angioedema recorrente	Adulta com angioedema recorrente	Adulta com angioedema recorrente
Avaliação	Atividade da doença	Qualidade de vida	Controle da doença

FONTE: Adaptada de Brix A, Boysen H, Weller K, Caballero T, Bygum A. Patient-reported Outcome Measures for Angioedema: A Literature Review. Acta Derm Venereol. 2021;101(5):adv00456.

Referências bibliográficas

1. Zuberbier T, Abdul Latiff AH, Abuzakouk M, et al. The international EAACI/GA²LEN/EuroGuiDerm/APAAACI guideline for the definition, classification, diagnosis, and management of urticaria. Allergy. 2022 Mar;77(3):734-766.
2. Zuberbier T. Urticaria. Allergy. 2003;58:1224-34.
3. Moestrup K, Ghazanfar MN, Thomsen SF. Patient-reported outcomes (PROs) in chronic urticaria. Int J Dermatol. 2017 Dec;56(12):1342-1348.
4. Valle SOR, Dortas-Junior SD, Dias GAC, Motta AA, Falcao-Amaral CS, Martins EAPR, et al. Ferramentas para avaliação e acompanhamento da urticária crônica. Arq Asma Alerg Imunol. 2018;2(2):209-224.
5. Jáuregui I, Ortiz de Frutos FJ, Ferrer M, Giménez-Arnau A, Sastre J, Bartra J, et al. Assessment of severity and quality of life in chronic urticaria. J Investig Allergol Clin Immunol. 2014;24(2):80-6.
6. Weller K, Church MK, Kalogeromitros D, Krause K, Magerl M, Metz M, et al. Chronic spontaneous urticaria: how to assess quality of life in patients receiving treatment. Arch Dermatol. 2011;147:1221-3.
7. Stull D, McBride D, Tian H, Gimenez Arnau A, Maurer M, Marsland A, et al. Analysis of disease activity categories in chronic spontaneous/idiopathic urticaria. Br J Dermatol. 2017; 177:1093-1101.
8. Mathias SD, Crosby RD, Zazzali JL, et al. Evaluating the minimally important difference of the Urticaria Activity Score and other measures of disease activity in patients with chronic idiopathic urticaria. Ann Allergy Asthma Immunol. 2012;108:20-24.
9. Hawro T, Ohanyan T, Schoepke N, Metz M, Peveling-Oberhag A, Staubach P, et al. The Urticaria Activity Score-Validity, Reliability, and Responsiveness. J Allergy Clin Immunol Pract. 2018 Jul-Aug;6(4):1185-1190.e1.
10. Jauregui I, Gimenez-Arnau A, Bartra J, Labrador-Horrillo M, de Frutos JO, Silvestre JF, Sastre J, Velasco M, Ferrer M, Ballesteros C, Valero A. Psychometric properties of the Spanish version of the once-daily Urticaria Activity Score (UAS) in patients with chronic spontaneous urticaria managed in clinical practice (the EVALUAS study). Health Qual Life Outcomes. 2019 Jan 31;17(1):23.
11. Bauer A, Dickel H, Jakob T, Kleinheinz A, Lippert U, Metz M, et al. Expert consensus on practical aspects in the treatment of chronic urticaria. Allergo J Int. 2021 Feb 24:1-12.
12. Weller K, Groffik A, Church MK, Hawro T, Krause K, Metz M, et al. Development and validation of the Urticaria Control Test: a patient reported outcome instrument for assessing urticaria control. J Allergy Clin Immunol. 2014;133:1365-72.

13. https://moxie-gmbh.de/our-products/commercial-use/chronic-spontaneous-urticaria/5/the-urticaria-control-test-uct
14. Dortas Junior SD, Valle SOR, Weller K, Maurer M, Lupi O. Validity, reliability, and interpretability of the Brazilian urticaria control test. Allergy Asthma Proc. 2020 May 1;41(3):e61-e66.
15. Ohanyan T, Schoepke N, Bolukbasi B, Metz M, Hawro T, Zuberbier T, et al. Responsiveness and minimal important difference of the urticaria control test. J Allergy Clin Immunol. 2017 Jun 16. pii: S0091-6749(17)30992-2.
16. Baiardini I, Pasquali M, Braido F, et al. A new tool to evaluate the impact of chronic urticaria on quality of life: chronic urticaria quality of life questionnaire (CU-QoL). Allergy. 2005;60:1073-8.
17. Dias GA, Pires GV, Valle SO, et al. Cross-cultural adaptation of the Brazilian-Portuguese version of the chronic urticaria quality-of life questionnaire – CU-Q2oL. Allergy 2011;66:1487-93.
18. Kulthanan K, Chularojanamontri L, Tuchinda P, et al. Minimal clinical important difference (MCID) of the Thai Chronic Urticaria Quality of Life Questionnaire (CUQ2oL). Asian Pac J Allergy Immunol. 2016;34:137-45.
19. Brix A, Boysen H, Weller K, Caballero T, Bygum A. Patient-reported Outcome Measures for Angioedema: A Literature Review. Acta Derm Venereol. 2021;101(5):adv00456.
20. Weller K, Donoso T, Magerl M, Aygören-Pürsün E, Staubach P, Martinez-Saguer I, et al. Development of the Angioedema Control Test-A patient-reported outcome measure that assesses disease control in patients with recurrent angioedema. Allergy. 2020;75(5):1165–77.
21. Weller K, Groffik A, Magerl M, Tohme N, Martus P, Krause K, et al. Development and construct validation of the angioedema quality of life questionnaire. Allergy 2012;67:1289-1298.

Capítulo
6

Diagnóstico diferencial das urticárias

Roberta Buense
Eli Mansur

Introdução

O diagnóstico diferencial das urticárias envolve uma série de condições cujas lesões podem se assemelhar clinicamente às urticas ou ao angioedema. A seguir descrevemos as principais síndromes urticariformes que entram no diagnóstico diferencial das urticárias, assim como os diferentes tipos de angioedema que se manifestam sem urticas.

Síndromes urticariformes

As síndromes urticariformes englobam tanto doenças cutâneas quanto sistêmicas. Essas doenças podem apresentar lesões que se assemelham às urticas, ou seja, são urticariformes e devem ser consideradas no diagnóstico diferencial das urticárias.[1] Essas condições podem ter acometimento predominantemente cutâneos ou associadas a sintomas sistêmicos (Tabela 6.1).

TABELA 6.1. Síndromes urticariformes

Síndromes urticariformes cutâneas	Síndromes urticariformes sistêmicas
Dermatite urticariforme	Vasculite urticariforme
Farmacodermias	Urticária neutrofílica
Eritema multiforme	Síndrome de Schnitzler
Mastocitose	Síndromes autoinflamatórias
Penfigoide bolhoso	

FONTE: Elaborada pelos autores.

A lesão elementar é uma das principais características que distinguem a urticária das lesões urticariformes. A urtica verdadeira é uma lesão eritemato-edematosa pruriginosa, fugaz, com duração de até 24 horas, distribuição assimétrica e que desaparece sem deixar máculas residuais. O quadro clínico pode estar associado ao angioedema. As lesões urticariformes costumam ser eritematosas e infiltradas, com ou sem prurido, persistentes (com duração maior que 24 horas), distribuição simétrica, deixando em muitos casos máculas ou hipercromia residual após a resolução do quadro. Outras lesões elementares podem estar presentes junto com as lesões urticariformes, como vesículas, descamação ou crostas, e normalmente esses quadros não estão associados ao angioedema.[1,2]

▪ Síndromes urticariformes cutâneas

Dermatite urticariforme

É uma reação de hipersensibilidade que ocorre normalmente em indivíduos idosos, apresentando prurido difuso, e lesões de pele caracterizadas por eczema e lesões urticariformes. A distribuição é simétrica, acometendo tronco e extremidades proximais, com duração de dias a semanas. A etiologia é desconhecida, mas possivelmente relacionada à medicamentos.[1]

Farmacodermias

A reação de hipersensibilidade a drogas mais comum é o exantema maculopapular. Nessa reação, as lesões manifestam-se como pápulas eritematosas, às vezes purpúricas, que podem confluir e formar placas, com distribuição bilateral e simétrica, e podem apresentar prurido associado. Geralmente, essa reação surge de 4 a 14 dias após início do tratamento. As lesões são persistentes e, após a regressão, frequentemente apresentam leve descamação local[1] (Figura 6.1a).

Eritema multiforme

O eritema multiforme é uma reação de hipersensibilidade com início súbito, na maioria das vezes de origem viral. É caracterizado por lesões eritematosas, algumas bolhosas, infiltradas e disseminadas, frequentemente apresentandoum formato concêntrico em alvo, podendo acometer as mucosas. Normalmente é assintomático, mas pode estar associado a sintomas sistêmicos. As lesões costumam desaparecer entre 2 e 4 semanas[3] (Figura 6.1b).

Mastocitose

A mastocite é uma doença heterogênea caracterizada pelo acúmulo de mastócitos depositados em um ou mais órgãos. Quando acomete apenas a pele, é chamada de mastocitose cutânea (ou urticária pigmentosa) , podendo ocorrer em crianças e adultos. A masto˙ citose cutânea é caracterizada pela presença de máculas e pápulas eritemato-acastanhadas persistentes, pruriginosas, distribuídas principalmente no tronco e nos membros. A piora do quadro pode ser induzida por fricção, frio ou calor. Após o atrito cutâneo, as lesões tornam-se eritematosas e edemaciadas, o chamado sinal de Darier, que lembra o dermografismo. Anafilaxia e síncopes recorrentes podem ocorrer como manifestação da doença em crianças.[1]

Penfigoide bolhoso

O penfigoide bolhoso é uma doença bolhosa autoimune que acomete adultos e idosos. Caracteriza-se por vesículas e bolhas de tamanhos variados que surgem sobre lesões eritematosas ou pele normal. Lesões urticariformes pruriginosas podem aparecer dias ou semanas antes do quadro bolhoso, ou em alguns casos surgir simultaneamente.[1]

▪ Síndromes urticariformes cutâneas raras

Entre as síndromes urticariformes cutâneas raras estão a dermatite autoimune à progesterona, onde uma das manifestações clínicas é o aparecimento de urticas predominantemente na fase lútea do ciclo menstrual. A síndrome de Wells, que clinicamente se apresenta pela recorrência de placas eritematosas ou violáceas, com vesículas e bolhas, localizadas ou disseminadas, pruriginosas, que após alguns dias desaparecem deixando áreas atróficas no local, é outro exemplo de síndrome urticariforme rara. Na fase inicial da síndrome de Wells, pode-se observar eosinofilia periférica.[1]

▪ Síndromes urticariformes sistêmicas

Vasculite urticariforme

Diagnóstico diferencial mais importante, a vasculite urticariforme é uma vasculite de pequenos vasos, que se apresenta clinicamente com lesões urticariformes, e frequentemente está associada a sintomas sistêmicos como febre, mal-estar, artralgia, dor abdominal, alterações vasculares e neurológicas, entre outras. As lesões cutâneas são eritemato-edematosas, algumas purpúricas, persistentes, com duração maior do que 24 horas, dolorosas ou com sensação de queimação. Após a regressão, deixam hipercromia residual local. Urticas verdadeiras e angioedema estão presentes em até 50% dos casos.[4,5] Fenômeno de Raynaud e fotossensibilidade podem estar associados. A vasculite urticariforme muitas vezes é manifestação de uma doença sistêmica como o lúpus eritematoso sistêmico, mas também pode estar associada a doenças inflamatórias intestinais, infecções virais ou a manifestação paraneoplásica[6] (Figura 6.1c).

Urticária neutrofílica

Dermatose neutrofílica apresenta clinicamente lesões eritematosas infiltradas, pouco pruriginosas, com duração entre 24 e 48 horas, sem deixar hipercromia residual. Sintomas sistêmicos podem estar presentes como febre, artralgia. Frequentemente associada a doenças sistêmicas como lúpus eritematoso sistêmico, síndrome de Schnitzler ou outras doenças autoinflamatórias[6,7] (Figura 6.1d). É importante esclarecer que a urticária neutrofílica não é um tipo de urticária, uma vez que os mecanismos e características são diferentes.

Síndrome de Schnitzler

Doença rara caracterizada pela ocorrência de gamopatia monoclonal, lesões urticariformes que deixam hipercromia residual, artralgia, dor óssea, febre, linfadenopatia, aumento de VHS, entre outras manifestações.[6,8]

Doenças autoinflamatórias

São um grupo de doenças heterogêneas caracterizadas por episódios recorrentes de inflamação. São exemplos de doenças

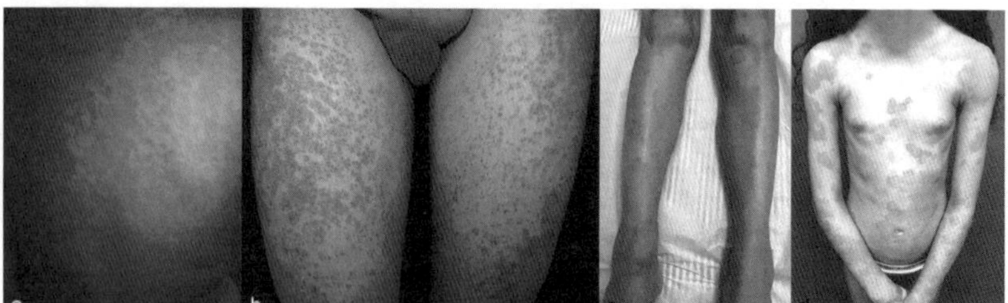

FIGURA 6.1. a. Farmacodermia induzida por fenobarbital; b. eritema multiforme; c. urticária vasculite; d. urticária neutrofílica. Fonte: Fotos do arquivo pessoal de Roberta Buense.

autoinflamatórias a febre familiar do Mediterrâneo, as criopirinopatias, como a síndrome de Muckle-Wells, entre outras. Os sintomas comuns são lesões cutâneas urticariformes, febre recorrente, artralgia/artrite, além de dor abdominal e alterações neurológicas.[6,8]

Angioedema sem urticária

A urticária, tanto aguda como crônica, se manifesta pelo aparecimento de urticas, angioedema ou ambos. No entanto, cerca de 10% dos pacientes apresentam apenas angioedema isolado, que é decorrente da ação da histamina liberada pelos mastócitos. Nestes casos, é importante considerar outras formas de angioedemas, especialmente aqueles mediados por bradicinina, como veremos a seguir.

▪ Angioedema por mediadores mastocitários

O angioedema induzido por mediadores mastocitários (AE-Mast), previamente angioedema histaminérgico, pode ser agudo ou crônico. O AE-Mast agudo pode ser alérgico ou por outras causas como as infecções ou drogas como os anti-inflamatórios não esteroidais (AINEs), enquanto o AE-Mast crônico tem mecanismos autoimunes, semelhantes aos da urticária crônica espontânea (UCE). A célula central é o mastócito, que após ativação libera seus mediadores, como a histamina, os leucotrienos e várias citocinas. A histamina provoca vasodilatação, aumento do fluxo sanguíneo e da permeabilidade vascular (Figura 6.2b). Clinicamente, é um edema de evolução rápida e duração curta (24 a 72 horas), afetando mais comumente a face, acometendo pacientes de qualquer idade, mas com predominância em adultos (Tabela 6.2). A principal característica é a resposta aos tratamentos (anti-histamínicos, corticoides, omalizumabe, ou adrenalina).[2,9]

Angioedema por bradicinina: angioedema hereditário

O angioedema hereditário (AEH) ocorre em crises de edema não flogístico e não doloroso, deformante e autolimitado. A dor pode ocorrer nas crises abdominais, que são muito frequentes no AEH, ou se o AE provocar compressão dos tecidos adjacentes. Com base nas variantes genéticas e como consequência, na alteração dos exames laboratoriais, o AEH pode ser classificado de acordo com a deficiência ou não do inibidor de C1, em AEH-C1-INH, AEH-nC1-INH (angioedema hereditário com inibidor de C1 normal).[10]

AEH-C1-INH

O AEH-C1-INH é uma doença autossômica dominante rara, causada por variantes no gene *SERPING1*, responsável pelo C1-INH, com a consequente diminuição da quantidade do C1-INH circulante ou a produção de um C1-INH disfuncional. A deficiência quantitativa do C1-INH, o AEH-C1-INH tipo I, ocorre em 85% dos pacientes, enquanto o AEH-C1-INH tipo II, com deficiência funcional do C1-INH ocorre em 15%.[10]

O C1-INH fisiologicamente inibe várias vias, como a via clássica e das lectinas do complemento, vias de contato e calicreína-cininas, e a da fibrinólise. No AEH-C1-INH, a ausência de inibição, principalmente, das vias de contato e calicreína-cininas, resulta no aumento da liberação da bradicinina (BK). A ligação da BK ao seu receptor 2 (B2R) provoca o aumento da permeabilidade vascular e o angioedema[10,11] (Figura 6.2a).

Os sintomas, na maioria dos pacientes, têm início na infância ou adolescência, com gravidade variável, geralmente sendo observado em membros de uma mesma família. O angioedema pode ocorrer em qualquer parte do corpo, como face, extremidades, genitálias, orofaringe e laringe; e as dores abdominais por edema intestinal são muito frequentes. O edema de laringe ocorre em até 65% dos pacientes, podendo levar à morte por sufocamento[10,11] (Figura 6.3a e Tabela 6.2).

A doença é desencadeada ou agravada por trauma, estresse, infecções e estrógenos (anticoncepção conjugada, reposição hormonal, gestação), e o uso de medicações que diminuem a degradação da BK, como os inibidores da enzima conversora da angiotensina (iECA), que devem ser evitados. Alguns pacientes podem vivenciar pródromos pré-crise, como o *eritema marginatum* (Figura 6.3b), sintomas semelhantes a gripe, irritabilidade, entre outros. O *eritema marginatum* pode causar confusão na diferenciação clínica com as urticas, porém não é pruriginoso[10,11] (Tabela 6.2).

O diagnóstico é clínico-laboratorial, com o C4 sérico continuamente diminuído em até 95% dos casos. No AEH-C1-INH tipo I, o C1-INH quantitativo e funcional está diminuído, enquanto no AEH-C1-INH tipo II, o C1-INH quantitativo está normal (ou aumentado) e o funcional diminuído. O teste genético pode ser útil e necessário em alguns casos. O AEH-C1-INH não é responsivo aos anti-histamínicos, aos corticoides, ou à adrenalina, sendo necessário o uso de medicações específicas que agem sobre as vias de contato e calicreína-cininas para o controle dos sintomas[10,11] (Tabela 6.2).

■ AEH-nC1-INH

O AEH-nC1-INH foi descrito posteriormente ao AEH-C1-INH, é mais raro e é causado por variantes descritas em vários genes, sendo que as mais comuns ocorrem no gene do FXII, *F12*. Estas diferentes variantes causam angioedema mediado por BK ou por disfunção endotelial. As variantes em *F12* resultam em um FXII hipersensível aos mecanismos de retroalimentação positiva e aumento da atividade das vias de contato e calicreína-cininas, com o consequente aumento da liberação de BK.[10,11]

O quadro clínico do AEH-nC1-INH é semelhante ao do AEH-C1-INH, mas a mediana de idade de início dos sintomas é mais tardia. O C4 e o C1-INH séricos são normais e o diagnóstico é clínico-genético, pois não há marcadores laboratoriais (Tabela 6.1). De modo semelhante, o AEH-nC1-INH não é responsivo aos anti-histamínicos, aos corticoides, nem à adrenalina, e atualmente não existe medicação aprovada para o seu tratamento, apesar dos vários relatos publicados na literatura indicando que medicações aprovadas para o AEH-C1-INH também são eficazes no AEH-nC1-INH.[10,12]

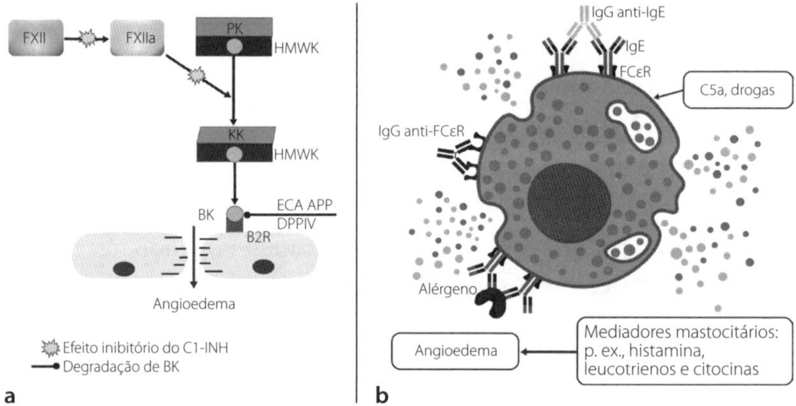

APP, aminopeptidase P; BK, bradicinina; B2R, receptor 2 da BK; FXII, fator XII; DPPIV, dipeptidilpeptidase IV; ECA, enzima conversora da angiotensina; fator XII da coagulação; FXIIa, FXII ativado; NEP, endopeptidase neutra; PK, pré-calicreína plasmática; HMWK, cininogênio de alto peso molecular; KK, calicreína plasmática.

FIGURA 6.2. Mecanismos do angioedema. a. Angioedema por bradicinina; b. angioedema por mediadores mastocitários.[10,13]
Fonte: A Figura 6.2b foi desenhada em *BioRender.com.*

▪ Angioedema por bradicinina: angioedema por drogas

Vários grupos farmacológicos induzem AE por BK, sendo os mais importantes os inibidores da enzima conversora da angiotensina (IECA) e os hipoglicemiantes inibidores da dipeptidilpeptidase IV (IDPPIV). Tanto a enzima conversora da angiotensina como a dipeptidilpeptidase IV, além da endopeptidase neutra, são peptidases responsáveis pela degradação da BK (Figura 6.2a). O uso dessas medicações resulta, em alguns pacientes, em angioedema. Negros, tabagistas, idosos e sexo feminino apresentam maior risco. O AE-IECA tem predileção pela face, língua, orofaringe e laringe (Figura 6.3c), com o intervalo entre o início da medicação e o aparecimento dos sintomas variando de semanas a anos. A suspensão da medicação resulta em uma melhora clínica em poucas semanas na maioria dos casos[10] (Tabela 6.2).

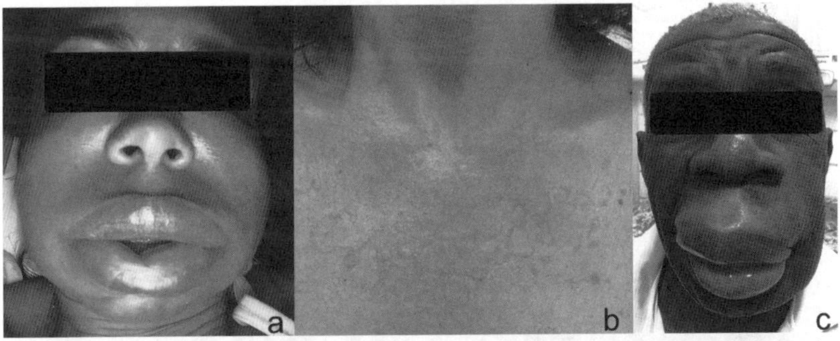

FIGURA 6.3. a. Angioedema em face em uma paciente com AEH-C1-INH tipo I; b. *eritema marginatum* precedendo um ataque em uma paciente com AEH-C1-INH tipo I; c. paciente com angioedema de lábios por enalapril. Fonte: Fotos do arquivo pessoal de Eli Mansur.

▪ Angioedema por bradicinina: angioedema adquirido

O AE adquirido com deficiência do C1-INH (AEA-C1-INH) é uma condição muito rara, não hereditária, e de início mais tardio.

TABELA 6.2. Semelhanças e diferenças entre o angioedema por bradicinina e o angioedema por mediadores mastocitários[10,12,14]

	AEH-C1-INH	AEH-nC1-INH	AEA-C1-INH	AE-IECA	AE-Mast/H
Quadro clínico	Angioedema sem urticária, cólicas abdominais. Início dos sintomas na 1ª ou 2ª décadas. 3-5 dias de duração	Angioedema sem urticária, cólicas abdominais. Início dos sintomas clínicos na vida adulta. 3-5 dias de duração	Angioedema sem urticária. Início dos sintomas clínicos após a 4ª década. Associação a doenças linfoproliferativas ou autoimunes. 3-5 dias de duração	Angioedema sem urticária. Início dos sintomas clínicos, geralmente após a 4ª década. 12-48 h de duração	Usualmente se associa à urticária. Sem dor abdominal. 24-48 h de duração
Mediador	BK	BK em alguns tipos	BK	BK	Histamina e outros mediadores mastocitários
História familiar/ hereditariedade	Presente. Autossômica dominante/de novo	Presente. Autossômica dominante/de novo	–	–	–
Edema de laringe	++	++	++	++	–
Edema isolado de língua	–	+	–	++	–

Continua...

Continuação...

	AEH-C1-INH	AEH-nC1-INH	AEA-C1-INH	AE-IECA	AE-Mast/H
Desencadeadores	Trauma, estresse, infecções, estrógenos, IECA,	Estrógenos, gravidez, IECA	Sem desencadeador óbvio	Nenhum	Nenhum/AINEs
Pródromos	Eritema *marginatum*/ outros	–	–	–	–
Exames laboratoriais	C4 baixo, C1-INH quantidade baixa (tipo I)/função baixa, genético	Normais, genético	C4 baixo, C1-INH quantidade baixa/ função baixa, C1q baixo	Normais	Normais

AE, angioedema; AE-IECA, angioedema induzido por IECA; AE-Mast/H, angioedema induzido por mediadores mastocitários/histaminérgico; AEA, angioedema adquirido; AEA-C1-INH, angioedema adquirido com deficiência do C1-INH; AEH, angioedema hereditário; AEH-C1-INH, angioedema hereditário por deficiência do C1-INH; AEH-nC1-INH, angioedema hereditário com C1-INH normal; AINEs, anti-inflamatórios não esteroidais; BK, bradicinina; C1-INH, inibidor de C1; IECA, inibidor da enzima conversora da angiotensina.

Associados a doenças linfoproliferativas e autoimunes, resulta do consumo do C1-INH ou da produção de anticorpos anti-C1-INH. A diminuição do C1-INH leva ao angioedema pela maior liberação de BK. No AEA-C1-INH observa-se diminuição quantitativa e na função do C1-INH, além de redução nos níveis de C4 e C1q, embora este último não em todos os pacientes[10] (Tabela 6.2).

▪ Angioedema idiopático não mediado por mastócitos

O angioedema idiopático não mediado por mastócitos (AE-INMast) deve ser suspeitado quando não há história familiar, as causas de angioedema não são comprovadas, e há ausência de resposta a altas doses de anti-H1 de segunda geração e omalizumabe. O envolvimento da BK ou de outros mediadores mastocitários ainda não foi excluído neste tipo de AE, e alguns pacientes podem ser portadores de AEH-nC1-INH, mas sem história familiar. A resposta ao icatibanto, inibidor do receptor da BK, na crise pode confirmar a BK como mediador. Outro fator determinante é a adesão ao tratamento com os anti-H1 de segunda geração e o omalizumabe para o diagnóstico do AE-Mast.[10,13]

Conclusões

Os diagnósticos diferenciais da urticária devem ser considerados sempre que as lesões cutâneas não forem características, quando houver a presença de outros sintomas sistêmicos, ou ausência de resposta ao tratamento. Uma avaliação clínica minuciosa, exame físico detalhado, biopsia de pele e, eventualmente, exames laboratoriais específicos, são fundamentais para o diagnóstico da urticária e seus diagnósticos diferenciais.[2]

O diagnóstico e o manejo do angioedema sem urticas é fundamentado no mediador. O angioedema pode ser causado pela liberação de bradicinina, por alteração vascular ou por produtos de degranulação dos mastócitos. Para isso, a investigação e o tratamento devem ser feitos cuidadosamente, pois alguns angioedemas podem provocar episódios graves e fatalidade.

Referências bibliográficas

1. Peroni A, Colato C, Schena D, Girolomoni G. Urticarial lesions: If not urticaria, what else? The differential diagnosis of urticaria. J Am Acad Dermatol 2010;62:541-555.
2. Zuberbier T, Abdul Latiff AH, Abuzakouk M, Aquilina S, Asero R, Baker D et al. The international EAACI/GA²LEN/EuroGuiDerm/APAAACI guideline for the definition, classification, diagnosis, and management of urticaria. Allergy 2022;77:734-766.
3. Alamon-Reig F, Castrejón N, Bosch-Amate X. Erythema Multiforme: When targets lead to diagnosis. Sultan Qaboos Univ Med J SQUMJ 2021;21:666-667.
4. Gu SL, Jorizzo JL. Urticarial vasculitis. Int J Womens Dermatol 2021;7:290-297.
5. Kolkhir P, Grakhova M, Bonnekoh H, Krause K, Maurer M. Treatment of urticarial vasculitis: A systematic review. J Allergy Clin Immunol 2019;143:458-466.
6. Peroni A, Colato C, Zanoni G, Girolomoni G. Urticarial lesions: If not urticaria, what else? The differential diagnosis of urticaria. J Am Acad Dermatol 2010;62:557-570.
7. Gusdorf L, Lipsker D. Neutrophilic urticarial dermatosis: A review. Ann Dermatol Venereol 2018;145:735-740.
8. Davis MDP, van der Hilst JCH. Mimickers of Urticaria: Urticarial Vasculitis and Autoinflammatory Diseases. J Allergy Clin Immunol Pract 2018;6:1162-1170.
9. Busse PJ, Smith T. Histaminergic Angioedema. Immunol Allergy Clin North Am 2017;37:467-481.
10. Campos RA, Serpa FS, Mansour E, Alonso MLO, Arruda LK, Aun MV et al. 2022 Brazilian guidelines for hereditary angioedema – Part 1: definition, classification, and diagnosis. Arq Asmas Alerg e Imunol 2022;6:151-169.
11. Maurer M, Magerl M, Betschel S, Aberer W, Ansotegui IJ, Aygören-Pürsün E et al. The international WAO/EAACI guideline for the management of hereditary angioedema-The 2021 revision and update. Allergy 2022 Jul;77(7):1961-1990. doi:10.1111/all.15214.

12. Longhurst HJ, Bork K. Hereditary angioedema: an update on causes, manifestations and treatment. Br J Hosp Med (Lond) 2019;80:391-398.
13. Belbézier A, Bocquet A, Bouillet L. Idiopathic Angioedema: Current Challenges. J Asthma Allergy 2020;13:137-144.
14. Maurer M, Magerl M. Differences and Similarities in the Mechanisms and Clinical Expression of Bradykinin-Mediated vs. Mast Cell-Mediated Angioedema. Clin Rev Allergy Immunol 2021;61:40-49.

Capítulo

7

Urticárias crônicas induzidas

Solange Oliveira Rodrigues Valle
Fernanda Lugão Campinhos

Introdução

A urticária crônica induzida (UCInd) é uma condição inflamatória comum da pele, caracterizada pela recorrência de urticas e/ou angioedema que permanece 6 ou mais semanas e é induzida por gatilhos externos específicos. As UCInds podem ser classificadas, de acordo com o tipo de gatilho desencadeante em urticárias físicas (dermografismo sintomático, urticária de pressão tardia, urticária ao frio e calor, solar e vibratória) e não físicas (aquagênica, colinérgica e de contato).[1-3] A UCInd pode estar associada a urticária crônica espontânea (UCE) e o mesmo paciente pode apresentar mais de um subtipo de UCInd.[3,4] Frequentemente leva a um impacto negativo na qualidade de vida devido às limitações para evitar a exposição aos estímulos desencadeantes. O diagnóstico da UCInd deve ser realizado através de história clínica detalhada, exame físico e reprodução das lesões através dos testes de provocação.[1] Este capítulo apresenta uma abordagem atualizada sobre diversos aspectos clínicos, agentes desencadeantes e principais métodos de investigação dos diferentes subtipos de UCInd.

IMPORTANTE LEMBRAR NA UCInd

- Podem ocorrer isoladamente ou associadas entre si ou com a UCE.
- Tempo de permanência das urticas na pele tende a ser mais curto do que na UCE.
- Quando associada a UCE, é considerada preditor de má resposta ao uso de anti-histamínicos.
- Entram em remissão espontânea, assim como a UCE.
- A duração dos sintomas costuma ser mais prolongada do que na UCE.

Mecanismos etiopatogênicos

A fisiopatologia da UCInd ainda não foi totalmente elucidada, mas a ativação e a desgranulação de mastócitos teciduais e a subsequente liberação de mediadores inflamatórios, como histamina, desempenham papéis-chave neste processo. Outros mediadores com relevância incluem TNF-α, prostaglandina D2, leucotrienos, acetilcolina, PAF e interleucinas. Contudo, o papel desses mediadores nos diferentes tipos de UCInds ainda necessita ser melhor estudado.[5] Foi postulado que a autoimunidade tipo I, seria uma causa de UCInd. Em pacientes com urticária autoimune tipo I, o gatilho apropriado pode resultar em autoantígeno sintetizado de novo (autoalérgeno), que é detectado pela IgE ligada aos mastócitos da pele, resultando em desgranulação.[6]

Características dos subtipos de UCInd

▪ Dermografismo

Presença de prurido e/ou sensação de queimação, que precede o surgimento de urticas, na maioria das vezes lineares, após pressão ou força de corte exercida sobre a pele. É o subtipo mais comum de UCInd.[7,8] O tempo de início do quadro é de 1 a 5 minutos após o estímulo e permanece até 30 minutos, na maioria dos casos.[7] Entretanto pode raramente ocorrer com início tardio em 4-6 horas e regressão em 24-48 horas.[9] O dermografismo pode ser sintomático (DS) ou assintomático (mais comum).[2] Raramente ocorre associado ao angioedema.[7] Tipos raros de dermografismo também estão descritos, incluindo dermografismo vermelho, folicular, colinérgico, tardio, induzido pelo frio ou exercício e familiar.[2,8] O dermografismo também é descrito em associação a outras condições clínicas que podem atuar como fatores predisponentes, como *Helicobacter pylori*, escabiose e medicamentos (penicilinas, AINEs), diabetes, hiper e hipotireoidismo, menopausa, gravidez (geralmente segundo trimestre) e doença de Behçet.[8]

CARACTERÍSTICAS CLÍNICAS

- Tempo de início e duração: 1 a 5 minutos após o estímulo e tem uma duração de até 30 minutos.[7] Raramente, com início tardio.
- Locais mais acometidos: braços, pernas e dorso, mas qualquer área do corpo pode ser acometida, poupando geralmente regiões palmo-plantares, couro cabeludo e genitália.[7,9,10]
- Gatilhos desencadeantes: ato de coçar, arranhões, batidas sobre a pele, pentear ou escovar os cabelos, tomar banho ou secar o corpo com toalha, pressões de roupas apertadas ou corporal sobre várias superfícies, atritos com etiquetas de roupas, estresse.[10]

Urticária por Pressão Tardia (UPT)

Presença de edema eritematoso, geralmente doloroso ou em queimação, raramente pruriginoso,[11,12] após pressão sustentada/estática sobre a pele. A intensidade de pressão que é capaz de induzir os sintomas é variável.[12] O tempo de início é de 4-6 horas após a pressão[2,11] e em alguns casos surge mais tardiamente, em 12-24 horas, e permanece por até 72 horas.[9] Ocasionalmente pode haver surgimento em 30 minutos após a exposição.[11] Eventualmente, a UPT pode ser agravada pelo calor, aspirina ou menstruação.[2] A análise laboratorial de pacientes com UPT pode demonstrar leucocitose acompanhada de "desvio a esquerda", com elevação da velocidade de hemossedimentação (VHS) e da proteína C reativa (PCR).[11]

CARACTERÍSTICAS CLÍNICAS

- Tempo de início e duração: 4-6 horas após a pressão[2,11] e permanece por até 72 horas.[9] Podendo em alguns casos ser mais tardia ou precoce.[11]
- Locais mais acometidos: mãos, pés, tronco, nádegas, pernas e rosto.[2]
- Gatilhos desencadeantes: uso de roupas apertadas, permanecer sentado em superfície dura por períodos prolongados, permanecer em pé, caminhada extensa, carregar bolsas pesadas, relação sexual ou até a compressão contra um travesseiro (afetando a face).
- Manifestações sistêmicas: febre, mal-estar, fadiga, calafrios, cefaleia, artralgias, dispneia, podem ocorrer em cerca de 50% dos pacientes.[2]

Urticária ao frio

Presença de urticas e/ou angioedema, após exposição da pele e/ou mucosa ao frio, ou após o resfriamento e reaquecimento da pele.[13,14] As lesões podem ser pruriginosas ou em queimação.[13] Geralmente os gatilhos desencadeiam lesões em áreas localizadas.[14]

CARACTERÍSTICAS CLÍNICAS

- Tempo de início e duração: surge em minutos e permanecem aproximadamente uma hora.[13]
- Locais mais acometidos: qualquer área, podendo ser localizada ou generalizada.[2]
- Gatilhos desencadeantes: objetos ou superfícies frias, água fria (nadar ou tomar banho frio), baixa temperatura ambiente (estações frias, ar refrigerado), vento, consumo de bebidas e alimentos frios.[14]

- Manifestações sistêmicas: extensa exposição ao frio (p. ex., nadar em água fria) pode desencadear reações sistêmicas como a anafilaxia, reações gastrointestinais ou cardiovasculares.[2]

IMPORTANTE!

Até 70% dos casos graves de UF podem apresentar reações sistêmicas, incluindo anafilaxia.

CLASSIFICAÇÃO

A UF pode ser classificada em típica e atípica, considerando as características clínicas, e também em familiar e adquirida, com base na herança genética (Tabelas 7.1 e 7.2).[13,14,15]

TABELA 7.1. Classificação de acordo com as características clínicas e resposta ao teste do gelo

Urticária ao frio típica	Urticária ao frio atípica
Caracteriza-se pela presença de urticas induzidas pelo frio que desaparecem em até 1 hora e o teste de provocação (cubo de gelo ou Temp Test) é positivo	Ocorre surgimento de urticas atípicas e/ou testes de provocação ao frio com resposta negativa. Variantes da urticária ao frio atípicas: · Urticária ao frio atípica sistêmica · Urticária ao frio localizada · Urticária reflexa ao frio localizada · Urticária ao frio tardia · Urticária colinérgica induzida pelo frio · Dermografismo dependente do frio

TABELA 7.2. Classificação de acordo com causas associadas e herança genética

Urticária ao frio adquirida	Urticária ao frio familiar
Subdivide-se em primária (ou idiopática), e secundária, devido a causas subjacentes, como doenças autoimunes e linfoproliferativas, infecções virais (sífilis, hepatites, mononucleose infecciosa e síndrome da imunodeficiência adquirida humana), bacterianas (*Mycoplasma pneumoniae, Borrelia burgdorferi*), picadas de himenópteros, ingestão de determinados medicamentos ou alimentos. Outras anormalidades associadas são a crioglobulinemia, a criofibrinogenemia e a hemoglobinúria paroxística ao frio.	As lesões surgem cerca de 30 minutos após o frio, desaparecem em 4-6 horas e são acompanhadas de febre, calafrios. É subdividida em duas síndromes: urticária ao frio tardia e síndrome autoinflamatória familiar associada ao frio (FCAS), que está associada à mutação de CIAS1, levando à ativação de IL-1β. É uma forma rara, e os testes de provocação são negativos.

▪ Urticária ao calor

Presença de urticas ou eritema pruriginoso (ou em queimação) que surgem geralmente em poucos minutos após a exposição ao calor.[15,16] O tempo de início pode ser imediato ou tardio. No imediato (mais frequente), o angioedema e/ou urtica se formam em 2 a 15 minutos após o estímulo e regridem em uma a três horas. No tardio, as lesões surgem em 30 minutos a 2 horas após o contato com o estímulo e persistem por 12 a 14 horas.[16,17] Pode ser familiar, ocorrendo principalmente em crianças.[17] Os diagnósticos diferenciais incluem a urticária colinérgica, a urticária solar e a anafilaxia induzida por exercício.[17]

CARACTERÍSTICAS CLÍNICAS

- Tempo de início e duração: imediato (mais frequente) ou tardio. No imediato, inicia-se em 2 a 15 minutos e no tardio em 30 minutos a 2 horas. As lesões regridem em 1 a 3 horas no quadro imediato e em 12 a 14 horas no tardio.[16,17]

- Locais acometidos: qualquer área, podendo ser localizadas ou generalizadas.[17]
- Gatilhos desencadeantes: objetos, água (principalmente banho quente) ou ar quente.[17]
- Manifestações sistêmicas: podem estar presentes em 50% dos casos e incluem: fraqueza, mal-estar, sibilos, cefaleias, rubor, náuseas, dor abdominal, vômitos, diarreia, taquicardia, dispneia e anafilaxia.[15,16]

Urticária solar

Presença de urticas que surgem em áreas da pele expostas à luz solar UVA (320-400 nm) ou luz visível (400-600 nm) e em menor frequência luz UVB (280-320 nm) ou radiação infravermelha (> 600 nm).[15,18,19] As lesões podem ser pruriginosas ou em queimação.[19,20] O diagnóstico diferencial inclui a erupção polimórfica à luz, o lúpus eritematoso, a fotossensibilidade induzida por drogas e a fotodermatite de contato.[21] Além disso, a urticária solar pode ocorrer em associação a outras fotodermatoses, como a erupção polimórfica à luz e a porfiria cutânea tardia.[21]

CARACTERÍSTICAS CLÍNICAS

- Tempo de início e duração: surgem em 5 a 10 minutos e em 75% dos casos regridem em uma hora após a interrupção da exposição solar e mais raramente, em 24 horas.[19,20]
- Locais acometidos: principalmente áreas expostas ao sol. Entretanto, pode acometer também áreas cobertas com roupas finas e claras, que permitem que a radiação solar atinja a pele subjacente. Angioedema periorbitário e/ou da mucosa também pode ser observado.

- Gatilhos desencadeantes: luz solar UVA, luz visível, luz UVB e radiação infravermelha.[15,18,19]
- Manifestações sistêmicas: náuseas, sibilos, dispneia ou síncope, principalmente se grandes áreas da pele forem expostas à luz solar por um longo período e raramente ocorre choque anafilático.[18-20]

Urticária/Angioedema vibratório

O angioedema vibratório, também conhecido como urticária vibratória (UV) ou urticária/angioedema vibratório, é uma forma muito rara de UCInd, caracterizada pela presença de urticas e/ou angioedema, às vezes associado a queimação, em resposta à exposição da pele a um estímulo vibratório.[21] A gravidade e duração das manifestações clínicas dependem do tamanho da superfície exposta.[21]

CARACTERÍSTICAS CLÍNICAS

- Tempo de início e duração: surgem em poucos minutos após o estímulo e atingem o pico de gravidade em 4 a 6 horas, em geral regridem em 24 horas, e raramente persistem por vários dias.[21]
- Locais mais acometidos: principalmente áreas localizadas, expostas à vibração, como por exemplo as mãos, sendo eventualmente generalizados.[21]
- Gatilhos desencadeantes: cortar grama, trabalhar com máquinas, andar de moto, a cavalo ou *mountain bike*, tocar instrumentos musicais como guitarra.[2,15,21]
- Manifestações sistêmicas: eritema facial, cefaleia, sensação de gosto metálico mais comumente encontrados na UV hereditária, enquanto síncope, vertigem, taquicardia, hipotensão, opressão torácica, sensação generalizada de calor e anafilaxia, na adquirida.[21]

CLASSIFICAÇÃO

A urticária/angioedema vibratório pode ser classificada em dois tipos: urticária/angioedema vibratório hereditário e urticária/angioedema vibratório adquirido.[21,22]

- **Urticária/Angioedema Vibratório Hereditário**
  É menos frequente (30% a 40% dos casos), tem história familiar positiva, herança autossômica dominante, frequentemente é associado a mutação no gene ADGRE2, com início na infância, acomete mais o sexo feminino, há predomínio de urticária em relação ao angioedema e geralmente está mais associado a manifestações sistêmicas, do que o tipo adquirido.[21,22,23]
- **Urticária/Angioedema Vibratório Adquirido**
  É mais prevalente (60% a 70% dos casos), não tem história familiar positiva, inicia-se na idade adulta, há predomínio de angioedema, com dor, queimação ou "sensação de formigamento", é menos associado a sintomas sistêmicos, o histórico de atopia é comum e a provável fisiopatologia é autoalérgica.[21]

Urticária Aquagênica (UA)

Presença de pequenas urticas (1-3 mm) com eritema circunjacente, às vezes associadas a sensação de queimação, que se desenvolvem após o contato direto da pele com a água, independente de sua temperatura. O angioedema também pode estar presente.[24-26] Em algumas situações, a salinidade parece ser importante, pois alguns pacientes com urticária aquagênica só apresentam reação ao entrar em contato com água do mar.[2] A UA é uma condição rara, podendo ser adquirida, que é a forma mais comum, ou familiar acometendo principalmente os jovens.[24,27] Pode estar associada ao dermografismo, urticária colinérgica e ao frio.[2] O diagnóstico diferencial deve incluir a urticária ao frio, calor, colinérgica e prurido aquagênico.[25]

CARACTERÍSTICAS CLÍNICAS

- Tempo de início e duração: em 30 minutos após o contato com a água e geralmente permanecem menos de 1 hora.[25]
- Locais mais acometidos: predomínio no tronco, membros superiores (poupando região palmo-plantar), mas qualquer área pode ser afetada.[2,24]
- Gatilhos desencadeantes: água da torneira, mar, chuva, destilada, suor e lágrima.[24-26] Embora seja incomum, há relato de angioedema após a ingesta de água.[24]
- Manifestações sistêmicas: cefaleia, tonteira, dispneia, palpitações e anafilaxia.[2,26-28]

▪ Urticária colinérgica (Ucol)

Presença de urticas micropapulares (1-3 mm) associadas ou não a angioedema local, desencadeadas após elevação da temperatura corporal por aquecimento ativo ou passivo do corpo.[2,29] Estão associadas a prurido, queimação e sensação de formigamento, o qual causa importante desconforto, capaz de afetar a qualidade de vida dos pacientes.[2] Na suspeita de UCol é importante diferenciá-la da anafilaxia induzida pelo exercício, urticária aquagênica, urticária adrenérgica e urticária colinérgica induzida pelo frio.[15]

CARACTERÍSTICAS CLÍNICAS

- Tempo de início e duração: minutos após o estímulo e permanecem cerca de 15 a 60 minutos.[2]

- Locais mais acometidos: tronco, pescoço e distribuem-se para a face e as extremidades.[2]
- Gatilhos comuns: exercícios, sudorese, aplicação de calor local, estresse, banho em água quente, alimentos condimentados/picantes e bebidas quentes.[2,29]
- Manifestações sistêmicas: hipotensão, broncoespasmo ou mesmo anafilaxia.[29]

Urticária de contato

Presença de urticas que surgem após contato entre a pele ou mucosa com uma substância urticariogênica proveniente do meio externo.[2,30] O tempo de início é rápido em 10 a 30 minutos após o contato com a substância, atingindo o tamanho máximo em torno de 45 minutos, regredindo em até 2 horas, e mais raramente em 6-24 horas. Em alguns casos, pode ocorrer recorrência após 4 a 5 horas. O início tardio também já foi descrito, é raro, e geralmente ocorre após repetidas aplicações da substância desencadeante. O tempo de duração e a intensidade das lesões variam de acordo com a natureza do agente desencadeante. O angioedema induzido por contato, quando presente, tem início súbito, podendo ser eritematoso ou da coloração da pele e desaparece em até 72 horas.[2,30] As ocupações de risco incluem as seguintes: profissionais de saúde, manipuladores de alimentos, cabeleireiros, padeiros, assistentes dentários, agricultores, veterinários, trabalhadores diaristas, entre outros.[2,30]

CARACTERÍSTICAS CLÍNICAS

- Tempo de início e duração: início rápido em 10 a 30 minutos, atingindo o tamanho máximo em torno de 45 minutos e regredindo em até 2 horas e, mais raramente, em 6-24 horas. O início tardio é raro e pode ocorrer recorrência após 4 a 5 horas.[2,30]

- Locais mais acometidos: mãos, braços e face.[2,30]
- Gatilhos desencadeantes: componentes de cosméticos, medicamentos, bálsamo do Peru, ácido benzoico, álcool cinâmico ou aldeído e ácido sórbico (conservante presente em carne crua, peixe e vegetais). Causas comuns incluem látex (p. ex., luvas cirúrgicas), antibióticos, metais, parabenos, benzoico, salicílicos, polietilenoglicol e álcoois de cadeia curta.[30]
- Angioedema induzido por contato: quando presente, tem início súbito, podendo ser eritematoso ou da coloração da pele e desaparece em até 72 horas.[2,30]

Investigação diagnóstica

O diagnóstico da UCInd é feito através da história clínica detalhada, exame físico e reprodução das lesões através dos testes de provocação. A fotodocumentação também pode auxiliar.[1] Durante a anamnese é fundamental perguntar ao paciente se ele consegue fazer com que suas lesões apareçam e como o fazem. Outro dado importante é abordar sobre possíveis manifestações sistêmicas associadas.[3] Entretanto, para a confirmação do diagnóstico, devem ser indicados os testes de provocação específicos para cada tipo de UCInd. Esses, têm se mostrado úteis para identificar ou confirmar o fator desencadeante, detectar o limiar de gatilho (antes e após o tratamento) e a resposta terapêutica.[3,31] Recomenda-se a suspensão de medicamentos que possam interferir no resultados dos testes, tais como anti-histamínicos, corticosteroides e antidepressivos tricíclicos. Na Tabela 7.3 estão descritos os principais testes de provocação para cada subtipo de UCInd, suas respectivas técnicas de aplicação e interpretação da leitura.

TABELA 7.3. Testes de provocação para as urticárias crônicas induzidas

UCInd	Nome da técnica	Técnica	Local do teste	Tempo de leitura	Resultado da leitura
Dermografismo	Técnica do dermografismo através do dermografômetro	Verticalmente, faça um estímulo, utilizando a ponta romba do aparelho em suas 3 pressões. (0,2 e 5)	Região dorsal	10 min	Avaliação da presença da pápula. No DS há presença de pápula e prurido e no dermografismo simples, apenas de pápula
Dermografismo	Fric Teste® 4.0	Verticalmente de modo que as quatro pontas toquem a pele, em seguida, realizar uma pressão moderada	Superfície anterior do antebraço a 60 mm da fossa cubital	10 min	Avaliação da presença de pápula de 3 mm igual a ponta do instrumento
Urticária ao frio	Teste com cubo de gelo	Aplicar um cubo de gelo envolto em plástico durante 5 minutos	Superfície extensora do antebraço	10 min	Avaliação da presença de urticas
Urticária ao calor	Teste ao calor	Colocar um tubo de ensaio com água em um recipiente com água; aqueça a água até 50°C. Aplicar o tubo de ensaio com a água entre 40-50°C na pele durante 5 min	Superfície extensora do antebraço	10 min	Avaliação da presença de urticas

UCInd	Nome da técnica	Técnica	Local do teste	Tempo de leitura	Resultado da leitura
Urticária ao calor/frio	Temp Test® 4.0	Colocar o antebraço do paciente no elemento de temperatura do Temp Test	Superfície extensora do antebraço	5 min	Avaliação da pápula de 2 mm (a largura do elemento da temperatura TempTest). O comprimento das urticas em pacientes com urticária ao frio e ao calor corresponde aos seus limites de temperatura e atividade da doença
Urticária vibratória	Vórtice misturador	Medir a circunferência do 1/3 médio do antebraço. Aplicar o estímulo vibratório por 1 min na região volar do antebraço, apoiando o local levemente sobre um vortex mixer (Cole-Parmer Instrument Co, Illinois), com 13-100 ciclos por segundo com amplitude de 2 mm. Dois pilares são colocados de cada lado do mixer (distância de cerca de 15 cm) para dar suporte ao braço	Superfície extensora do antebraço	5 min	Avaliação da presença de prurido e edema com pico após 4-6 horas e duração de 24 h

Continua...

Continuação...

UCInd	Nome da técnica	Técnica	Local do teste	Tempo de leitura	Resultado da leitura
Urticária aquagênica	Compressa com água	Aplicar compressa embebida em água a 35-37 °C ou soro fisiológico	Tronco do paciente	40 min ou mais precocemente	Avaliação da presença de urticas após retirada da compressa
Urticária por pressão tardia	Técnica de Warin	Colocar no 1/3 médio do antebraço uma bolsa com peso de 4 kg, com uma esfera de 1,5 cm de diâmetro sob a alça de 3 cm de largura para localizar a pressão	1/3 médio da superfície extensora do antebraço	4-6 h até 24 h	Avaliação da presença de angioedema e eritema, geralmente acompanhados de queimação
Urticária solar	Comprimento de onda similar ao solar (UVA e UVB)	Utilizar lâmpada de projetor de slides (para luz visível), luz negra fluorescente (comprimento de onda UVB e UVA) ou lâmpada infravermelha (comprimento de onda infravermelho). Expor uma área de 1 cm^2 de pele a uma distância de 10 cm da fonte de luz	Dorso do paciente	–	Avaliação da formação de urticas

UCInd	Nome da técnica	Técnica	Local do teste	Tempo de leitura	Resultado da leitura
Urticária colinérgica	Teste de aquecimento passivo	Provocar o aumento da temperatura corporal em 1°C da linha de base, através de banheira com água a 42°C	Sentado em banheira	15 min	Avaliação do surgimento de urticas de 1 a 3 mm por toda a superfície corpórea
Urticária colinérgica	Teste por ergometria	Subir em bicicleta ergométrica e iniciar as pedaladas, sendo instruído de maneira que a pulsação se eleve em 15 bpm a cada 5 min, alcançando 90–bpm acima do nível basal após 30 min	–	Inversamente proporcional a intensidade da doença	Avaliação do surgimento de urticas de 1 a 3 mm por toda a superfície corpórea com predileção para tronco e membros superiores
Urticária de contato	Teste de contato aberto ou Prick test	Provocar contato aberto com o agente externo. Se negativo, fazer teste de puntura	Superfície volar do antebraço	20 min	Avaliação da presença de urtica após retirada da substância testada

FONTE: Adaptada de Junior SDD *et al.*, 2020.[15]

Ilustrações de testes de provocação para diferentes subtipos de UCInd

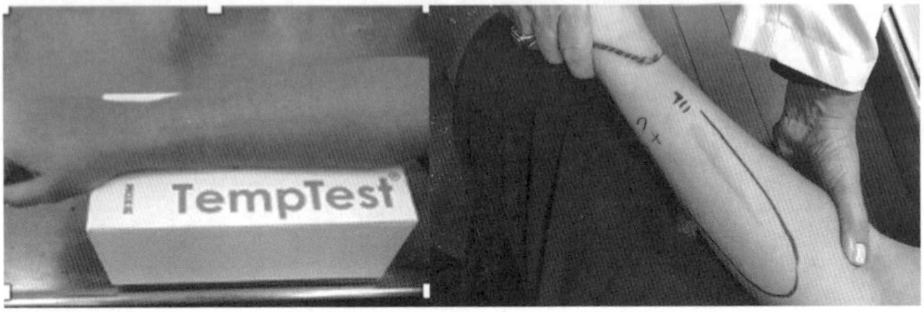

Temp Teste 4.0

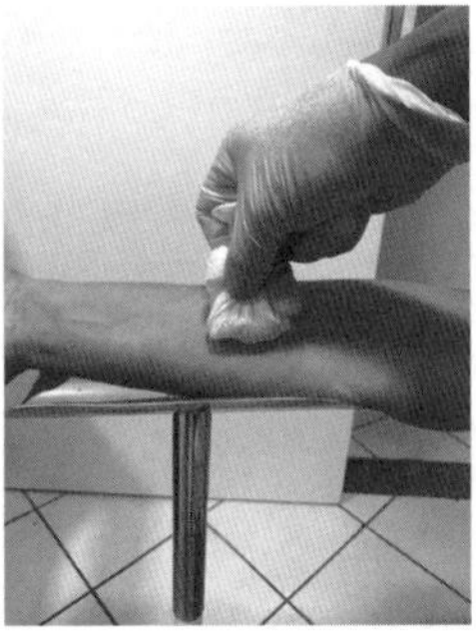

Teste do cubo de gelo

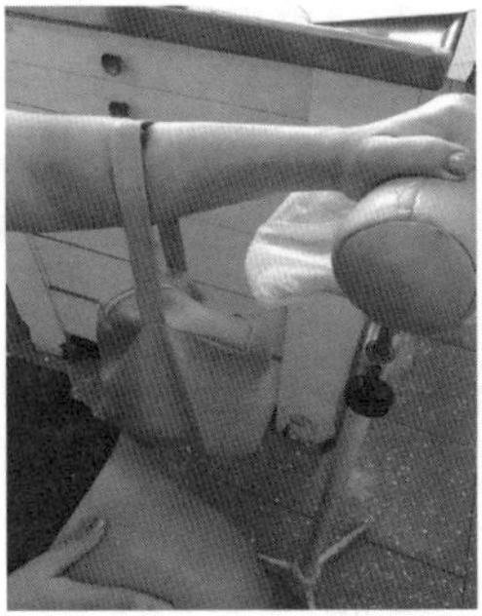

Técnica de Warin

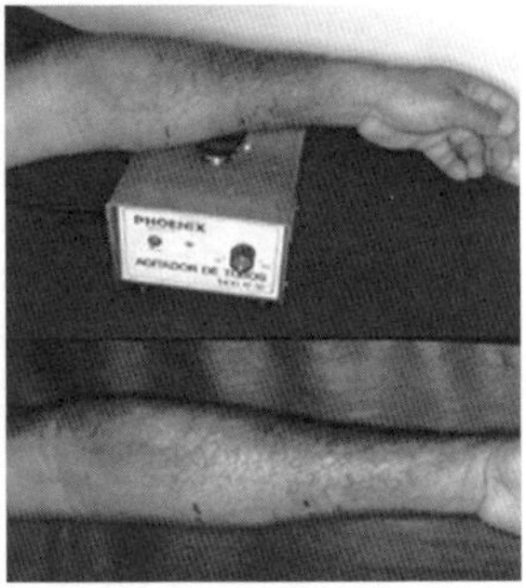

Vortex

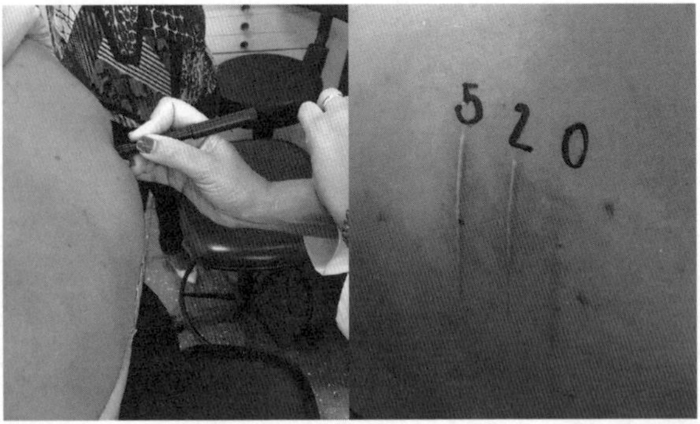

Dermografômetro

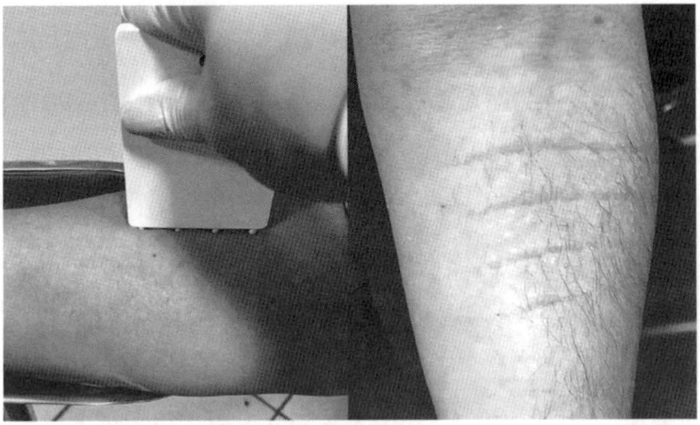

Fric-Test

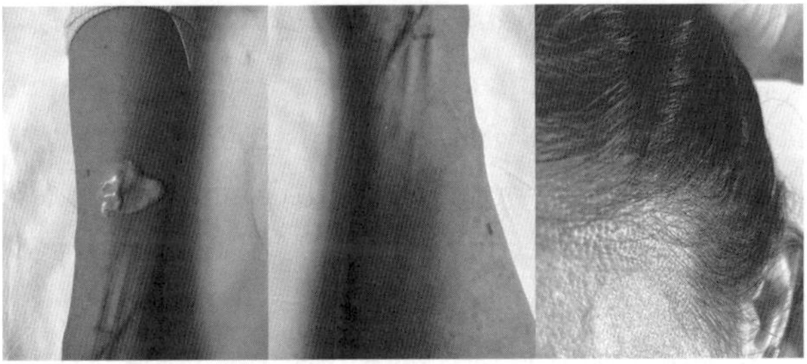

Teste de contato aberto com tinta de cabelo – urticária de contato

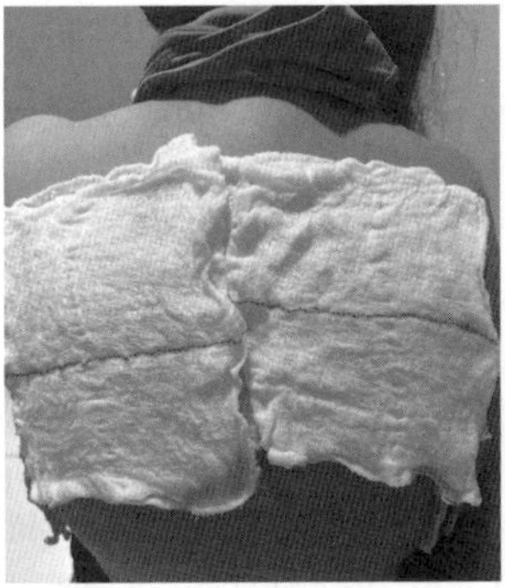

Teste de compressa com água

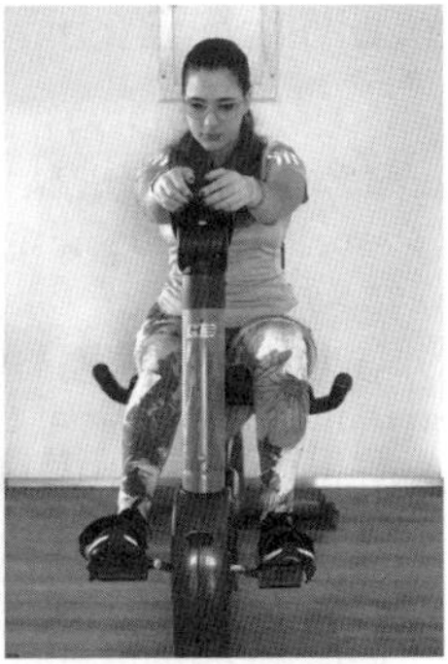

Teste por ergometria

Considerações finais

As UCInds são condições comuns, que podem causar um grande prejuízo na qualidade de vida dos pacientes e levar a importantes implicações ocupacionais e sociais devido à dificuldade em evitar o agente desencadeante. Podem estar associadas à UCE e mais de um subtipo de UCInd pode ocorrer no mesmo paciente. Estão relacionadas a um pior prognóstico e tempo de duração da doença. Os subtipos mais frequentes são o dermografismo, urticária ao frio, colinérgica e urticária/angioedema de pressão tardia. Na maioria dos subtipos de UCInds, há uma correlação entre a força do gatilho e a gravidade dos sintomas. Podem ocorrer manifestações sistêmicas associadas, incluindo anafilaxia em casos graves. O diagnóstico requer história clínica detalhada, exame físico e testes de provocação. Esses permitem, além da confirmação do diagnóstico, a detecção dos limiares de gatilho. Os mecanismos das UCInds ainda não estão totalmente esclarecidos e existem poucos instrumentos para avaliar a qualidade de vida dos diversos subtipos de UCInd. Portanto, mais estudos são necessários para a melhor compreensão desses aspectos.

Referências bibliográficas

1. Zuberbier T, Abdul Latiff AH, Abuzakouk M, Aquilina S, Asero R, et al. The international EAACI/GA²LEN/EuroGuiDerm/APAAACI guideline for the definition, classification, diagnosis, and management of urticaria. Allergy. 2022 Mar;77(3):734-766.
2. Pozderac I, Lugović-Mihić L, Artuković M, Stipić-Marković A, Kuna M, Ferček I. Chronic inducible urticaria: classification and prominent features of physical and non-physical types. Acta Dermatovenerol Alp Pannonica Adriat. 2020 Sep;29(3):141-148.
3. Maurer M, Hawro T, Krause K, Magerl M, Metz M, Siebenhaar F, et al. Diagnosis and treatment of chronic inducible urticaria. Allergy. 2019 Dec;74(12):2550-2553.

4. Fok JS, Kolkhir P, Church MK, Maurer M. Predictors of treatment response in chronic spontaneous urticaria. Allergy. 2021 Oct;76(10):2965-2981.
5. Kulthanan K, Church MK, Grekowitz EM, Hawro T, Kiefer LA, Munprom K, et al. Evidence for histamine release in chronic inducible urticaria – A systematic review. Front Immunol. 2022 Jul 28; 13:901851.
6. Maurer M, Metz M, Brehler R, Hillen U, Jakob T, Mahler V, et al. Omalizumab treatment in patients with chronic inducible urticaria: A systematic review of published evidence. J Allergy Clin Immunol. 2018 Feb;141(2):638-49.
7. Kulthanan K, Ungprasert P, Tuchinda P, Chularojanamontri L, Rujitharanawong C, Kiratiwongwan R, et al. Symptomatic Dermographism: A Systematic Review of Treatment Options. J Allergy Clin Immunol Pract. 2020 Oct;8(9):3141-3161.
8. Nobles T, Muse ME, Schmieder GJ. Dermatographism. 2022 Feb 23. In: StatPearls [Internet]. Treasure Island (FL): StatPearls Publishing; 2022 Jan. PMID: 30285391.
9. França AT, Valle SOR. Urticária e angioedema: diagnóstico e tratamento. 3ª ed. Rio de Janeiro: Revinter; 2014.
10. Schoepke N, Mlynek A, Weller K, Church MK, Maurer M. Symptomatic dermographism: an inadequately described disease. J Eur Acad Dermatol Venereol 2015;29:708-12.
11. Veleiro-Pérez B, Alba-Muñoz J, Pérez-Quintero O, Rodríguez RL, Calvín-Lamas M, Parra-Arrondo A. Delayed Pressure Urticaria: Clinical and Diagnostic Features and Response to Omalizumab. Int Arch Allergy Immunol. 2022 May 24:1-6.
12. Kulthanan K, Ungprasert P, Tuchinda P, Chularojanamontri L, Charoenpipatsin N, Maurer M. Delayed Pressure Urticaria: A Systematic Review of Treatment Options. Allergy Clin Immunol Pract. 2020 Jun;8(6):2035-2049.
13. Sánchez-Borges M, Ansotegui IJ, Baiardini I, Bernstein J, Canonica GW, Ebisawa M, et al. The challenges of chronic urticaria part 2: Pharmacological treatment, chronic inducible urticaria, urticaria in special situations. World Allergy Organ J. 2021 Jun; 14(6):100546.
14. Maltseva N, Borzova E, Fomina D, Bizjak M, Terhorst-Molawi D, Košnik M, et al. Cold urticaria – What we know and what we do not know. Allergy. 2021 Apr;76(4):1077-1094.
15. Junior SDD, Azizi GG, Sousa ACM, Lupi O, França AT, Solange SOR. Urticárias crônicas induzidas: atualização do tema. Arq Asma Alerg Imunol. 2020;4(3):305-316.
16. White F, Cobos G, Soter NA. Local heat urticaria. Dermatol Online J. 2017 Dec 15;23(12):13030.
17. 17. Pezzolo E, Peroni A, Gisondi P, Girolomoni G. Heat urticaria: a revision of published cases with an update on classification and management. Br J Dermatol. 2016 Sep;175(3):473-8.

18. Gaebelein-Wissing N, Ellenbogen E, Lehmann P. Solar urticaria: Clinic, diagnostic, course and therapy management in 27 patients. J Dtsch Dermatol Ges. 2020 Nov;18(11):1261-1268.
19. Harris BW, Badri T, Schlessinger J. Solar Urticaria. 2022 Jul 4. In: StatPearls [Internet]. Treasure Island (FL): StatPearls Publishing; 2022 Jan.
20. Snast I, Kremer N, Lapidoth M, Enk CD, Tal Y, Rosman Y, et al. Omalizumab for the Treatment of Solar Urticaria: Case Series and Systematic Review of the Literature.–J Allergy Clin Immunol Pract. 2018 Jul-Aug;6(4):1198-1204.
21. Kulthanan K, Ungprasert P, Tapechum S, Rujitharanawong C, Kiratiwongwan R, Munprom K, et al. Vibratory Angioedema Subgroups, Features, and Treatment: Results of a Systematic Review. J Allergy Clin Immunol Pract. 2021 Feb;9(2):971-984.
22. Pastor-Nieto MA, Gatica-Ortega ME, Vergara-de-la-Campa L, Giménez-Arnau AM. Proposal for a new classification of vibratory urticaria/angioedema. J Allergy Clin Immunol Pract. 2021 Jun;9(6):2542-2543.
23. Vergara-de-la-Campa L, Gatica-Ortega ME, Pastor-Nieto MA, Molina-Figueras E, Pérez-Mesonero R, Luna-Bastante L, et al. Vibratory urticaria-angioedema: further insights into the response patterns to vortex provocation test. J Eur Acad Dermatol Venereol. 2020 Nov;34(11):699-701.
24. Rujitharanawong C, Kulthanan K, Tuchinda P, Chularojanamontri L, Metz M, Maurer M. A Systematic Review of Aquagenic Urticaria-Subgroups and Treatment Options. J Allergy Clin Immunol Pract. 2022 Aug;10(8):2154-2162.
25. Robles-Tenorio A, Tarango-Martinez VM, Sierra-Silva G. Aquagenic urticaria: Water, friend, or foe? Clin Case Rep. 2020 Sep 24;8(11):2121-2124.
26. Fukayama M, Domoto Y, Sato S, Asano Y. Case of aquagenic urticaria: Case report and the results of histopathological examination. J Dermatol. 2021 Jan;48(1):88-91.
27. Fukumoto T, Ogura K, Fukunaga A, Nishigori C. Aquagenic urticaria: Severe extra-cutaneous symptoms following cold water exposure. Allergol Int. 2018 Apr;67(2):295-297.
28. Seol JE, Kim DH, Park SH, Kang JN, Sung HS, Kim H. Aquagenic Urticaria Diagnosed by the Water Provocation Test and the Results of Histopathologic Examination. Ann Dermatol. 2017 Jun;29(3):341-345.
29. Rujitharanawong C, Tuchinda P, Chularojanamontri L, Chanchaemsri N, Kulthanan K. Cholinergic Urticaria: Clinical Presentation and Natural History in a Tropical Country. Biomed Res Int. 2020 May 24;2020:7301652.
30. Gimenez-Arnau AM, Maibach H. Contact urticaria. Immunol Allergy Clin North Am. 2021 Aug;41(3):467-480.
31. Rodrigues-Valle S, Guilherme Azizi G, Duarte-Dortas S Jr. TempTest: un instrumento de precisión em las urticarias físicas. Rev Alerg Mex. 2021;68(1):2-6.

Capítulo

8

Tratamento da urticária

Régis de Albuquerque Campos
Faradiba Sarquis Serpa
Carolina Alves de Alcântara

Aspectos gerais

O manejo da urticária evoluiu muito nas últimas décadas, impulsionado pela compreensão da patogênese da doença e desenvolvimento de fármacos eficazes e seguros. As evidências de estratégias de tratamento farmacológicas e não farmacológicas e a publicação de diretrizes internacional e nacional atualizadas, proporcionaram a padronização da assistência ao paciente com urticária.

> O objetivo geral do tratamento é alcançar o controle completo da doença e no paciente com urticária crônica também proporcionar uma qualidade de vida normal.[1]

Na urticária aguda (UA), além do tratamento farmacológico é importante tentar identificar possível agente desencadeante para evitar exposições futuras.[1,2]

Na urticária crônica (UC), um processo contínuo que inclui avaliação, instituição do tratamento farmacológico e ajustes ao longo do tempo, considerando a natureza dinâmica da doença, facilita alcançar o controle total da urticária e uma qualidade de vida normal.[1,2] Nas Figuras 8.1 e 8.2 são apresentados os algoritmos para o manejo das urticárias aguda e crônica.

Vale salientar que na urticária crônica induzida (UCInd), após a identificação com os testes de provocação específicos, algumas medidas já podem melhorar a ocorrência dos sintomas cutâneos.[1] A determinação de limiares de temperatura que podem induzir os sintomas na urticária ao frio, por exemplo, pode ser fundamental para o controle da doença. Entretanto, em grande número de casos, apenas essa abordagem não é suficiente para controlar a doença e

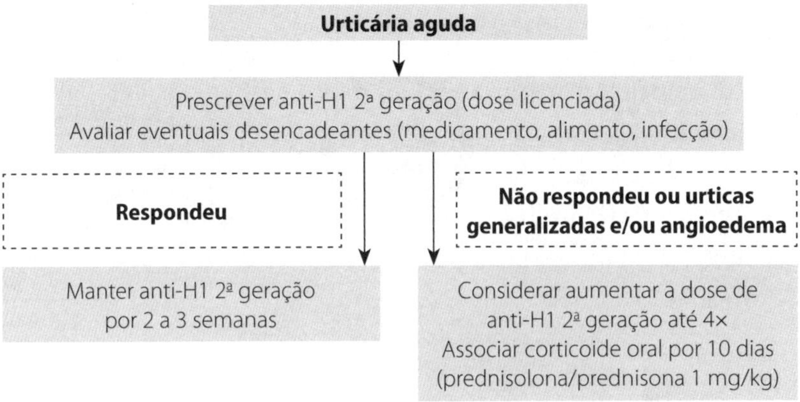

FIGURA 8.1. Algoritmo para o manejo da urticária aguda.

os pacientes devem ser tratados com agentes farmacológicos como indicado na Figura 8.2.[1,2]

Anti-histamínicos: primeira linha de tratamento

Os fármacos de primeira linha para o tratamento das urticárias aguda e crônica são os anti-histamínicos H1 de segunda geração (anti-H1 2ª), utilizados com o objetivo de alcançar o controle total da urticária e/ou angioedema.[3]

Os anti-H1 2ª têm um excelente perfil de segurança em todos os grupos etários, apresentando nenhum ou mínimo efeito sedativo e livres de efeitos anticolinérgicos.[4]

Em comparação com os anti-histamínicos de primeira geração (anti-H1 1ª), os anti-histamínicos de segunda geração têm efeitos anti-inflamatórios devido à inibição da liberação de citocinas de mastócitos e basófilos. Além disso, apresentam meia-vida mais longa e menor lipossolubilidade, ultrapassando minimamente a barreira hematoencefálica.[5]

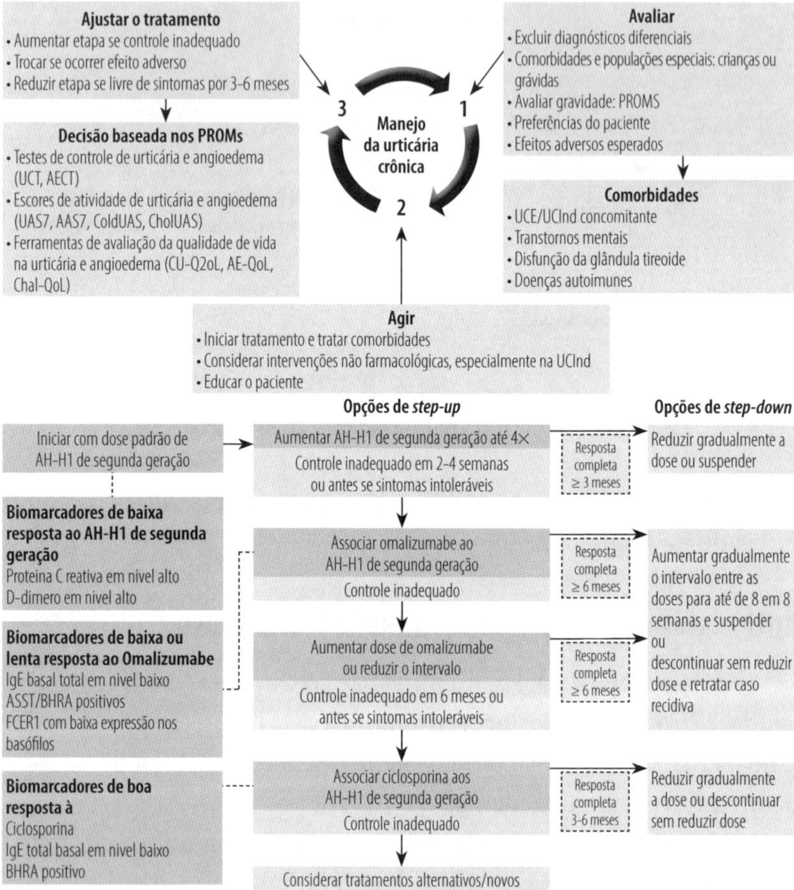

PROMs: desfechos orientados pelo paciente; UCE: urticária crônica espontânea; UCInd: urticária crônica induzida; UCT: teste de controle da urticária; AECT: teste de controle do angioedema; UAS7: escore de atividade da urticária; AAS7: escore de atividade do angioedema; ColdUAS: escore de atividade da urticaria ao frio; CholUAS: escore de atividade da urticária colinergica; CU-Q2oL: questionário de qualidade de vida da urticária crônica; AE-QoL: questionário de qualidade de vida do angioedema; CholU-QoL: questionário de qualidade de vida na urticária colinérgica; AH-H1:anti-histaminico; ASST: teste do soro autólogo; BHRA: teste de liberação de histamina de basófilos; FCER1: receptor de alta afinidade de IgE.

FIGURA 8.2. Algoritmo para o manejo da urticária crônica. Fonte: Adaptada de Kolkhir P et al. Nat Rev Dis Primers. 2022;8(1):61.

ATENÇÃO

O uso dos anti-H1 1ª não é recomendado devido aos efeitos colaterais. Efeitos anticolinérgicos e sedativos, interação com álcool e outros fármacos, como analgésicos e hipnóticos são alguns dos eventos descritos. Além disso, podem interferir no sono REM, afetar o aprendizado e desempenho nas atividades do cotidiano como, por exemplo, dirigir.[1,6]

A maioria dos anti-H1 2ª tem evidências que apoiam o seu uso no tratamento da urticária e não há estudos robustos que comparem a eficácia e segurança entre as diferentes classes desses fármacos. Estudos mostraram o benefício e a segurança dos anti-histamínicos bilastina, cetirizina, desloratadina, ebastina, fexofenadina, levocetirizina e rupatadina até em doses quadruplicadas.[1]

Na gestação podem ser usados a loratadina, cetirizina, desloratadina e levocetirizina. Durante a amamentação, cetirizina ou loratadina são os mais indicados, pois são pouco excretadas no leite materno.[1]

Na UA o tempo recomendado de uso dos anti-H1 2ª é de 2 a 3 semanas. Casos mais graves podem necessitar de doses de anti-histamínico maior do que a licenciada e curso de corticosteroide sistêmico, prednisona ou prednisolona na dose de 1 mg/kg/dia por 7 a 10 dias[1,7] (Figura 8.1).

ATENÇÃO

Em todos os tipos de urticária crônica, o anti-H1 2ª deve ser mantido pelo tempo que for suficiente para controle total dos sintomas.

O início do tratamento com anti-H1 2ª deve ser com dose padrão e se essa não for suficiente para controlar os sintomas, deve ser aumentada em até quatro vezes. Nesses casos, considerando a meia-vida dos anti-H1 2ª, um período de 2 semanas geralmente é suficiente para observar o benefício da dose prescrita. Não existem evidências de que associar diferentes anti-histamínicos proporcione melhor controle da urticária. O uso de um mesmo anti-histamínico em doses altas demonstrou ser superior à combinação de diferentes anti-histamínicos no controle do prurido.[1,8]

Aproximadamente 61% dos pacientes com urticária crônica espontânea (UCE) não respondem às doses licenciadas de anti-H1 2ª e cerca de 63% não se beneficiam de doses mais altas, necessitando de terapia de segunda linha com o imunobiológico anti-IgE Omalizumabe.[1,9]

Omalizumabe

▪ Urticária crônica espontânea

O omalizumabe é um anticorpo monoclonal (IgG1) humanizado recombinante direcionado contra o domínio Cε3 da cadeia pesada da imunoglobulina E (IgE) livre, impedindo a ligação da IgE ao seu receptor de alta afinidade (FcεRI) em mastócitos e basófilos, impedindo a liberação de mediadores inflamatórios dependentes desse mecanismo.[10] É o único medicamento biológico atualmente licenciado para tratamento de adultos e adolescentes (≥ 12 anos) com UCE refratária a terapia otimizada com anti-histamínicos.[1]

Embora esteja claro que o omalizumabe é eficaz, seu mecanismo de ação ainda não é completamente compreendido no contexto da UCE e estudos adicionais são necessários.[10]

O omalizumabe está disponível na apresentação de solução injetável em frasco-ampola e seringa preenchida com 150 mg/mL.

ATENÇÃO

A dose inicialmente recomendada do omalizumabe para urticária crônica espontânea é de 300 mg administrado por via subcutânea a cada 4 semanas, independentemente do valor da IgE sérica total e peso do paciente.[1]

Não é recomendado nenhum monitoramento laboratorial de rotina para o início do tratamento com o omalizumabe na UCE, e a detecção de parasitose não é uma contraindicação para seu uso, recomendando-se tratar os pacientes infectados.[11]

A dosagem da IgE sérica total antes do tratamento com omalizumabe é recomendada, pois níveis baixos desse anticorpo sugerem má resposta ao tratamento com omalizumabe e melhor chance de se beneficiar com a ciclosporina.[11,12]

Cerca de 61% dos pacientes com UCE, respondem rapidamente à terapia (respondedores rápidos) ainda no 1º mês da aplicação e, uma parcela menor (cerca de 27%) responde mais lentamente, entre o 1º e 6º mês de tratamento, sendo estratificados como respondedores tardios.

ATENÇÃO

A ausência de resposta ao tratamento com omalizumabe não deve ser considerada antes de no mínimo 6 meses de tratamento.[12]

Aproximadamente 30% dos pacientes permanecem sintomáticos com doses licenciadas de omalizumabe, mesmo após um período de tratamento superior a 6 meses.[11]

Pacientes com controle inadequado (UCT < 12) com as doses de 300 mg de omalizumabe a cada 4 semanas devem modificar o modo de administração (Figura 8.2). Dessa forma, os esquemas de tratamento são mais flexíveis, com o encurtamento do intervalo de dose (intervalos de 2 semanas entre as doses) ou aumento da dose (aumento direto para 600 mg ou de maneira gradual, iniciando com 450 mg e posteriormente 600 mg), com base na avaliação de atividade da doença e controle dos sintomas, fornecendo melhor resposta clínica ao omalizumabe com bom perfil de segurança e mais adequado às necessidades do paciente.[1,2,10,11] Esquemas posológicos superiores a 600 mg de omalizumabe não são recomendados na UCE, visto a ausência de evidência clínicas.[10]

Uma vez controlada, não há biomarcadores que indiquem remissão da urticária, e o tempo total de duração da terapia com o omalizumabe não é bem estabelecida na UCE, devendo-se retirar o biológico após controle completo dos sintomas, para avaliar a possibilidade de remissão da doença. Portanto, após o controle total da UCE (UCT = 16) por período igual ou superior a 6 meses, a decisão de descontinuação deve ser individualizada.[1,2]

O aumento do intervalo entre as doses pode ser feito inicialmente para cada 6 semanas, em dois momentos. Se permanecer com os parâmetros de controle anteriores, espaçar para 8 semanas por mais dois momentos, e em seguida suspender o omalizumabe.

ATENÇÃO

Estratégias que podem ser adotadas para a descontinuação da terapia com o omalizumabe na UCE:[12]

1. Interromper a terapia imediatamente após controle completo dos sintomas, manter o paciente sob vigilância e retratá-lo em caso de recidiva da doença.
2. Aumentar os intervalos das doses semanalmente até o intervalo de 8 semanas e ser descontinuado (Figura 8.2).
3. Aumentar os intervalos entre cada dose, mantendo os 300 mg/via subcutânea.

A segurança e eficácia do omalizumabe já está bem consolidada, e seu uso está associado a efeitos colaterais que variam de reações leves, como dor e inflamação no local da aplicação, fadiga, astenia, cefaleia e manifestações gastrointestinais, a reações sistêmicas como anafilaxia.[11,12] Se recomenda administração das três primeiras doses em ambiente médico, porém a administração domiciliar já é licenciada em muitos países (a partir da 4ª dose), inclusive no Brasil.[11]

Urticária crônica induzida

Amplos dados de vida real estão disponíveis sobre a eficácia e segurança do omalizumabe em pacientes com UCE. No entanto, o medicamento não é licenciado para as urticárias crônicas induzidas, com poucos ensaios controlados com placebo além de estudos comparativos de eficácia entre UCE e UCInd.[13]

Ainda não está determinado qual o subtipo de urticária induzida que melhor responde ao omalizumabe.[14,18,19]

ATENÇÃO

No geral, a maioria das publicações indicam um papel benéfico para o omalizumabe em cada tipo de UCInd, mas a evidência para certos subtipos foi mais forte do que para outros, especialmente na urticária ao frio, dermografismo sintomático (DS), urticária solar (USol), urticária ao calor, urticária de pressão tardia (UPT) e urticária colinérgica (UCol), nos pacientes que não responderam a doses quadruplicadas do anti-H1.[1,14]

A dose de omalizumabe usada parece ser importante, considerando que em muitos estudos uma dose menor de 150 mg foi suficiente para obter uma boa resposta, e em outros, doses mais altas geralmente parecem ser mais eficazes.[14] Por outro lado, em outros estudos randomizados em pacientes com dermografismo sintomático e urticária ao frio não foram observadas diferenças significativas na eficácia do omalizumabe entre os grupos tratados com 150 e 300 mg, demonstrando ser igualmente eficazes na rápida redução da atividade de doença e no aumento do limiar de desencadeamento dos sintomas.[13,15,16] Da mesma maneira que na UCE, alguns pacientes com UCInd já melhoram na primeira dose do omalizumabe a despeito de terem uma longa duração da doença.[13,14,17]

Por serem condições mais raras, pouca ou nenhuma evidência está disponível sobre o uso do omalizumabe no angioedema vibratório, urticária aquagênica e urticária de contato.[14]

Ciclosporina: cuidados e como utilizar

A ciclosporina é um medicamento imunossupressor potente, bloqueando a produção de citocinas pró-inflamatórias dos linfócitos T e inibindo a liberação de histamina mediada por IgE dos mastócitos. Dessa maneira, o efeito desse medicamento na UCE é mediado pelos efeitos nas células T ativadas, basófilos e mastócitos.[20]

ATENÇÃO

Apesar de a ciclosporina ser recomendada como a última etapa de tratamento da UCE em pacientes que não respondem ao omalizumabe, de acordo com as diretrizes nacionais e internacionais, ainda não está licenciada para o seu uso no tratamento da urticária, e, portanto, não pode ser recomendada como tratamento padrão devido à maior incidência de efeitos adversos.[1,20,21]

As taxas de eventos adversos aumentam com as doses de ciclosporina utilizadas, desenvolvendo-se precocemente nas primeiras semanas, independentemente da duração do tratamento.[20] Os efeitos colaterais mais importantes são a nefrotoxicidade, hipertensão arterial e hiperlipidemia.[22] Hiperplasia gengival, hiperglicemia, neurotoxicidade e microangiopatia trombótica também são eventos adversos descritos, menos comuns, com o uso de ciclosporina.[22] Recomenda-se que, durante todo o tratamento, os níveis pressóricos sejam monitorados e que haja controle laboratorial dos níveis séricos de creatinina, potássio, bilirrubina, ácido úrico, magnésio e enzimas hepáticas a cada 4 a 6 semanas.[21]

Outro motivo de preocupação é o risco de malignidade (linfoma, pseudolinfoma e carcinoma de células escamosas) induzido pela ciclosporina relacionado à sua capacidade imunossupressora. No entanto, até o momento, nenhuma evidência desse risco foi encontrada em pacientes com UCE tratados com ciclosporina, mesmo após tratamento prolongado.[20]

Em comparação ao uso prolongado de corticosteroides, a ciclosporina ainda apresenta uma relação risco/benefício muito melhor.[1]

ATENÇÃO

Pacientes com urticária crônica que não respondem adequadamente ao omalizumabe em 6 meses ou antes devem ser tratados com ciclosporina na dose de 3,5 a 5 mg/kg/dia.[1,21] A presença da positividade do teste de liberação de histamina por basófilos e níveis baixos de IgE total são considerados preditores de remissão completa dos sintomas mediada pela ciclosporina.[23]

Em pacientes respondedores parciais ao omalizumabe, a combinação de baixas doses de ciclosporina (2 mg/kg/dia) com omalizumabe pode ser uma opção a ser considerada, após pelo menos 6 meses de tratamento com omalizumabe e após o uso de omalizumabe em doses maiores que o padrão e/ou intervalos menores que o padrão. Estudo conduzido nos EUA avaliou a resposta e segurança do uso concomitante de ciclosporina e omalizumabe em 4 casos de UCE refratária ao tratamento com omalizumabe, observando resolução total em todos os pacientes. Nesse estudo, não foram observados efeitos adversos significativos.[24]

O tempo exato de duração do tratamento com a ciclosporina não foi definido, mas recomenda-se que seu uso não exceda mais de 6 meses.[1]

ATENÇÃO: QUANDO PRESCREVER CORTICOSTEROIDES?

Apesar de os corticosteroides serem efetivos no controle dos sintomas da urticária, não devem ser utilizados no tratamento de manutenção da urticária crônica devido aos efeitos adversos.

Dessa maneira, são reservados apenas nos casos de urticária aguda ou nas exacerbações da urticária crônica por períodos não superiores a 10 dias na menor dose possível que controlem os sintomas.[1]

▪ Alternativas

Vários medicamentos adicionais foram utilizados no passado para o tratamento da UCE refratária quando o omalizumabe não estava disponível.[1,25] Essas opções terapêuticas não são atualmente recomendadas, uma vez que não foram submetidas a estudos adequadamente controlados com placebo. As informações disponíveis são baseadas em observações anedóticas, relatos de casos e pequenas séries de pacientes.[25] No entanto, são utilizados *off label* para pacientes com UC grave sem resposta às terapias recomendadas por diretrizes. A Tabela 8.1 lista os medicamentos desse grupo mais frequentemente utilizados que não são aprovados para UC.

TABELA 8.1. Tratamentos alternativos mais utilizados na urticária crônica

Classe	Medicamentos
Antidepressivos	Doxepina
Anti-histamínicos H2	Ranitidina
Imunossupresores	Metotrexato, micofenolato de mofetil
Antagonista do receptor de leucotrienos	Montelucaste
Sulfonas	Dapsona, sulfasalazina

Novas drogas

Várias terapias inovadoras para a UC encontram-se na fase de desenvolvimento.[25] O principal foco dessas novas drogas são os pacientes com UCE que não respondem aos anti-H1 2ª e ao omalizumabe. Também novas opções terapêuticas estão sendo avaliadas para a UCInd. O alvo desses tratamentos são a molécula IgE, citocinas, receptores e vias de sinalização de mastócitos e outras células imunes.[2]

Recentemente, vem sendo investigada a eficácia e segurança das pequenas moléculas por via oral e dentre esses fármacos destacam-se os inibidores reversíveis da enzima Bruton tirosina quinase (BTK), que atua tanto para a sinalização através do receptor de linfócitos B como também através do receptor de alta afinidade de IgE nos mastócitos.[2] O fenebrutinibe melhorou os sintomas na primeira semana em pacientes com UCE que não respondiam a anti-histamínicos H1 particularmente aqueles portadores de autoanticorpos anti-FcεRI circulantes tendo sido detectado aumento reversível das enzimas hepáticas.[27] Outro medicamento dessa classe, o remibrutinibe também foi eficaz em pacientes com UCE com melhora na qualidade vida e com melhor perfil de segurança de forma que estudos de fase III se encontram em curso.[28]

A inibição direta e específica de mastócitos através do bloqueio do receptor C-Kit, que é fundamental para a sobrevida e proliferação dessas células, se constitui em outra perspectiva terapêutica através do uso do anticorpo monoclonal específico para esse receptor, o barzolvolimabe.[29] Estudos iniciais demonstraram a depleção dos mastócitos com resultados promissores em pacientes portadores de dermografismo sintomático e urticária ao frio que não responderam aos anti-histamínicos H1.[30] Ensaios clínicos de fase 2 em pacientes com UCE encontram-se em curso.[2] Outra abordagem consiste no estímulo de receptores inibitórios (SIGLEC-8) na superfície dos mastócitos e eosinófilos com o anticorpo monoclonal lirentelimabe.[30] Esse tratamento foi eficaz em pacientes com UCE resistentes a anti-H1 2ª que tinham ou não utilizado o omalizumabe previamente e também naqueles com urticária dermográfica e colinérgica.

Com relação aos anticorpos monoclonais anticitocinas, o dupilumabe, anticorpo monoclonal antirreceptor alfa da interleucina-4 (IL4) que inibe a sinalização IL4/IL13, encontra-se em fase mais avançada em estudos na UCE.[31] Entretanto, apenas os pacientes que não respondem aos anti-H1 2ª e que não tinham utilizado omalizumabe se beneficiaram, ao passo que os indivíduos com UCE que não responderam ao omalizumabe também não tiveram eficácia com o uso do dupilumabe. Estudos iniciais com número pequeno de pacientes com UCE se beneficiaram com o benralizumabe, o anticorpo antirreceptor de interleucina-5, de forma que um estudo de fase 2 com placebo foi realizado ainda sem resultados.[31]

Existem outras possibilidades terapêuticas ainda em estudo na UC, tcomo anticorpo monoclonal anti-TSLP (tezepelumabe) e outras moléculas, mas que ainda se encontram- em fases muito iniciais de pesquisa clínica.[31]

Considerações finais

O tratamento das urticárias envolve medidas farmacológicas e não farmacológicas.[1,2] Nas UA é fundamental tentar identificar o desencadeante para evitar exposições repetidas. Nas UCInd é importante evitar as situações que desencadeiam os sintomas. Os medicamentos de primeira escolha são os anti-H1 2ª. Por outro lado, os anti-H1 1ª devem ser evitados devido aos efeitos adversos.[6] Na UC, caso não ocorra controle com a dose de bula dos anti-H1 2ª, pode-se aumentar para até quatro vezes.[1] O próximo passo na ausência de resposta na UC é associar aos anti-H1 2ª o uso do omalizumabe, um anticorpo monoclonal anti-IgE eficaz e seguro na dose inicial de 300 mg por via subcutânea a cada 4 semanas, podendo ser aumentado para até 600 mg a cada 2 semanas.[1,2] Após seis meses de tratamento com esse agente, caso não haja controle da UC, a ciclosporina deve ser associada aos anti-H1 2ª, entretanto é importante monitorar clínica e laboratorialmente os potenciais efeitos adversos desse imunossupressor.[1,2] Os corticosteroides sistêmicos são reservados para alguns casos de UA ou nas exacerbações da UC sempre no menor tempo possível.[1]. Não existem evidências científicas de boa qualidade para o uso de outros fármacos, embora a sua utilização seja descrita em séries de casos de pacientes com UC grave refratária às terapias recomendadas pelas diretrizes.[1] Novas terapias estão em desenvolvimento e drogas já aprovadas para outras indicações estão sendo investigadas em pacientes com UC, com foco principal nos pacientes que não respondem às terapias disponíveis. Esses novos medicamentos têm como alvo a molécula IgE, as moléculas de superfície de mastócitos ou suas vias de ativação intracelular ou anticorpos monoclonais contra citocinas que têm papel na fisiopatologia da UC.[24,25,30]

Referências bibliográficas

1. Zuberbier T, Abdul Latiff AH, Abuzakouk M, Aquilina S, Asero R, Baker D et al. The international EAACI/GA²LEN/EuroGuiDerm/APAAACI guideline for the definition, classification, diagnosis, and management of urticaria. Allergy. 2022 Mar;77(3):734-766. doi: 10.1111/all.15090. Epub 2021 Oct 20. PMID: 34536239.
2. Kolkhir P, Giménez-Arnau AM, Kulthanan K, Peter J, Metz M, Maurer M. Urticaria. Nat Rev Dis Primers. 2022 Sep 15;8(1):61. doi: 10.1038/s41572-022-00389-z. PMID: 36109590.
3. Sharma M, Bennett C, Cohen SN, Carter B. H1-antihistamines for chronic spontaneous urticaria. Cochrane Database Syst Rev. 2014 Nov 14;2014(11):CD006137 .
4. Kubo N, Senda M, Ohsumi Y, Sakamoto S, Matsumoto K, Tashiro M et al. Brain histamine H1 receptor occupancy of loratadine measured by positron emission

topography: comparison of H1 receptor occupancy and proportional impairment ratio. Hum Psychopharmacol. 2011;26(2):133-139. doi:10.1002/hup.1184
5. Lippert U, Möller A, Welker P, Artuc M, Henz BM. Inhibition of cytokine secretion from human mast cells and basophils by H1- and H2-receptor antagonists. Exp Dermatol. 2000;9:118-24.
6. Church MK, Maurer M, Simons FE, Bindslev-Jensen C, van Cauwenberge P, Bousquet J et al. Risk of first-generation H1-antihistamines: a GA(2)LEN position paper. Allergy.2010;65:459-466.
7. Maurer M, Zuberbier T, Metz M. The Classification, Pathogenesis, Diagnostic Workup, and Management of Urticaria: Na Update. Handbook of Experimental Pharmacology. Springer Nature Switzerland AG 2021. doi.org/10.1007/164_2021_506
8. Zuberbier T. Pharmacological rationale for the treatment of chronic urticaria with second-generation non-sedating antihistamines at higher-than-standard doses. J Eur Acad Dermatol Venereol. 2011;26:9–18.
9. Guillen-Aguinaga S, Jauregui Presa I, Aguinaga-Ontoso E, Guillen-Grima F, Ferrer M. Updosing nonsedating antihistamines in patients with chronic spontaneous urticaria: a systematic review and meta-analysis. Br J Dermatol. 2016;175:1153-1165.
10. Giménez Arnau AM, Valero Santiago A, Bartra Tomás J, Jáuregui Presa I, Labrador Horrillo M, Miquel Miquel FJ et al. Therapeutic strategy according to differences in response to Omalizumab in patients with chronic spontaneous urticaria. J Investig Allergol Clin Immunol. 2019;29:338-348.
11. Agache I, Akdis CA, Akdis M, Brockow K, Chivato T, Del Giacco S et al. EAACI Biologicals Guidelines-Omalizumab for the treatment of chronic spontaneous urticaria in adults and in the paediatric population 12-17 years old. Allergy. 2022;77(1):17-38.
12. Türk M, Carneiro-Leão L, Kolkhir P, Bonnekoh H, Buttgereit T, Maurer M. How to treat patients with chronic spontaneous urticaria with omalizumab: Questions and answers. Allergy Clin Immunol Pract. 2020;8(1):113-124.
13. Jeong SH, Lim DJ, Chang SE, Kim KH, Kim KJ, Park EJ. Omalizumab on Chronic Spontaneous Urticaria and Chronic Inducible Urticaria: A Real-World Study of Efficacy and Predictors of Treatment Outcome. J Korean Med Sci. 2022;11;37(27):e211.
14. Maurer M, Metz M, Brehler R, Hillen U, Jakob T, Mahler V et al. Omalizumab treatment in patients with chronic inducible urticaria: A systematic review of published evidence. J Allergy Clin Immunol. 2018;141(2):638-649.
15. Maurer M, Schütz A, Weller K, Schoepke N, Peveling-Oberhag A, Staubach P et al. Omalizumab is effective in symptomatic dermographism-results of a randomized placebo-controlled trial. J Allergy Clin Immunol. 2017;140(3):870-873.e5.

16. Metz M, Schütz A, Weller K, Gorczyza M, Zimmer S, Staubach P et al. Omalizumab is effective in cold urticaria – results of a randomized placebo-controlled trial. Journal of Allergy and Clinical Immunology. 2017;140(3):864-867.
17. Rodriguez-Rodriguez M, Antolin-Amerigo D, Barbarroja-Escudero J, Sanchez-Gonzalez MJ, Alvarez-Mon M. Successful treatment of severe delayed pressure angiooedema with omalizumab. Allergol Immunopathol (Madr). 2014;42:78-80.
18. Fialek M, Dezoteux F, Le Moing A, Karimova E, Ramdane N, Pape E et al. Omalizumab in chronic inducible urticaria: A retrospective, real-life study. Ann Dermatol Venereol. 2021;148(4):262-265.
19. Exposito-Serrano V, Curto-Barredo L, Aguilera PP, Gómez AS, Serra-Baldrich E, Spertino J et al. Omalizumab for the treatment of chronic inducible urticaria in 80 patients. Br J Dermatol. 2021;184(1):167-168.
20. Kulthanan K, Chaweekulrat P, Komoltri C, Hunnangkul S, Tuchinda P, Chularojanamontri L et al. Cyclosporin for chronic spontaneous urticaria: A meta-analysis and systematic review. J. Allergy Clin. Immunol Pract. 2018;6:586–599.
21. Ensina LF, Valle SOR, Campos RA, Agondi R, Criado P, Bedrikow RB et al. Guia prático da Associação Brasileira de Alergia e Imunologia para diagnóstico e tratamento das urticárias baseado em diretrizes internacionais. Arq Asma Alerg Imunol. 2019;3(4):382-392.
22. Amber T, Tabassum S. Cyclosporin in dermatology: A practical compendium. Dermatol Ther. 2020;33(6):e13934.
23. Fok JS, Kolkhir P, Church MK, Maurer M. Predictors of treatment response in chronic spontaneous urticaria. Allergy. 2021;76(10):2965-81.
24. Mawhirt S, Diaz J, Fonacier L. Concomitant omalizumab and cyclosporine for chronic idiopathic urticaria: a case series. Ann Allergy Asthma Immunol 2017;119(5): S44, P170.
25. Kocaturk E, Saini SS, Rubeiz CJ, Bernstein JA. Existing and investigational medications for refractory chronic spontaneous urticaria: safety, adverse effects, and monitoring. J Allergy Clin Immunol Pract. 2022;12:S2213-2198(22)01040-6. doi: 10.1016/j.jaip.2022.09.038.
26. Wedi B. Emerging treatments for chronic urticaria. Expert Opin. Investig. 2022;31:281-290.
27. Metz M, Sussman G, Gagnon R, Staubach P, Tanus T, Yang WH, et al. Fenebrutinib in H1 antihistamine refractory chronic spontaneous urticaria: a randomized phase 2 trial. Nat. Med. 2021;27:1961–1969.
28. Maurer M, Berger W, Giménez-Arnau A, Hayama K, Jain V, Reich A et al. Remibrutinib, a novel BTK inhibitor, demonstrates promising efficacy and safety in chronic spontaneous urticaria. J Allergy Clin Immunol. 2022;9:S0091-6749(22)01181-2. doi.org/10.1016/j.jaci.2022.08.027.

29. Terhorst-Molawi D, Hawro T, Grekowitz E, Kiefer L, Merchant K, Alvarado D et al. Anti-KIT antibody, Barzolvolimab, reduces skin mast cells and disease activity in chronic inducible urticaria. Allergy. 2022 Nov 16. doi: 10.1111/all.15585.
30. Altrichter S, Staubach P, Pasha M, Singh B, Chang AT, Bernstein JA et al. An open-label, proof-of-concept study of lirentelimab for antihistamine-resistant chronic spontaneous and inducible urticaria. J Allergy Clin Immunol Pract. 2022; doi.org/10.1016/j.jaci.2021.12.772.
31. Casale TB. Novel biologics for treatment of chronic spontaneous urticaria. J Allergy Clin Immunol 2022; doi.org/10.1016/j.jaci.2022.06.027.

Capítulo

9

Urticária na criança

Luis Felipe Chiaverini Ensina
Larissa Silva Brandão
Rozana de Fátima Gonçalves

Introdução

A urticária é uma condição comum na criança, mas é importante diferencia-la de outras doenças que apresentam lesões urticariformes.[1] Assim, um diagnóstico correto é o melhor caminho para um tratamento adequado e eficaz.

1º PASSO PARA O DIAGNÓSTICO

Fazer uma boa anamnese e exame físico, incluindo as características morfológicas das lesões, ou seja, confirmar que a lesão dermatológica se trata de uma urtica (lesão avermelhada, elevada, fugaz, e que desaparece à digito-pressão). Estudos recentes mostram que as características clínicas da urticária em crianças são muito semelhantes às dos adultos.[2]

2º PASSO PARA O DIAGNÓSTICO

Classificar o quadro em agudo ou crônico, de acordo com o tempo de evolução em semanas (agudo até 6 semanas e crônico maior que 6 semanas).[2]

Urticária aguda na criança

As principais causas de urticária aguda em crianças estão descritas na Tabela 9.1. Não se recomenda nenhuma investigação de rotina para as urticárias agudas, uma vez que na maioria das vezes, os quadros são autolimitados. Os exames complementares, quando necessários, devem ser guiados pela história clínica, como por exemplo em uma urticária aguda relacionada à alergia alimentar, por medicamentos ou infecções/parasitoses.[2,3] A causa mais frequente da urticária aguda nas crianças são os quadros de infecção do trato respiratório superior, mas em até 40% das vezes pode não existir uma causa definida.[4-6] Os exames e testes sugeridos conforme a história clínica estão listados na Tabela 9.1.[2,7-10]

TABELA 9.1. Exames complementares sugeridos conforme as causas de urticária aguda

Causas	Exames complementares
Sem causa definida	
Infecção/Parasitose/Infestação • Virais: Adenovíirus, Rinovírus, Citomegalovírus, Enterovírus, Epstein-Barr, Hepatites A, B, C, Herpes simplex, Influenza A, Parvovírus B19, Vírus sincicial respiratório, Rotavírus, Varicela/Zóster, HIV, COVID-19 • Bacterianas: *Streptococccus* beta-hemolítico do grupo-A, *Haemophilus influenzae, Staphylococcus aureus, Mycoplasma pneumoniae, Chlamydia pneumoniae, Helicobacter pylori* • Outros: Helmintos, *Anisakis simplex, Blastocystis hominis*, Malária, Escabiose	Hemograma e proteína C reativa (PCR) ou velocidade de hemossedimentação (VHS) a critério médico RT-PCR ou teste do antígeno para SARS-COV-2 a critério médico Pesquisas para vírus por reação em cadeira de polimerase (PCR) ou sorologias a critério médico Pesquisa de parasitas e protozoários apenas naqueles com sintomas gastrointestinais associados e contagem alta de eosinófilos no hemograma
Medicações e agentes terapêuticos Penicilinas, cefalosporinas, sulfonamidas, quimioterapia, hemoderivados, inibidores da enzima conversora de angiotensina, AINEs, aspirina, opiáceos, meios de contraste, bloqueadores neuromusculares	Teste de puntura (*Prick-test*) se houver história sugestiva de hipersensibilidade do tipo I (IgE mediada) Teste de provocação oral, quando indicado
Vacinas	Teste de puntura (*Prick-test*) se houver história sugestiva de hipersensibilidade do tipo I (IgE mediada)

Continua...

Continuação...

Causas	Exames complementares
Alimentos Leite de vaca, ovo, amendoim, peixe, frutos do mar, castanhas, trigo, soja, gergelim, frutas, legumes e outros vegetais	Teste de puntura (*Prick-test*) ou IgE específica sérica se houver história sugestiva de hipersensibilidade do tipo I (IgE mediada) Teste de provocação oral se indicado
Veneno e ferrão de insetos Vespas, besouros, abelha, formiga	Teste de puntura (*Prick-test*) ou IgE específica sérica se houver história sugestiva de hipersensibilidade do tipo I (IgE mediada)
Látex	Teste de puntura (*Prick-test*) ou IgE específica sérica se houver história sugestiva de hipersensibilidade do tipo I (IgE mediada) Teste de provocação, quando indicado

O tratamento da urticária aguda deve ser feito com anti-histamínicos de segunda geração (anti-H1 2ªG) devido à sua maior segurança com menos efeitos colaterais. Os anti-H1 2ªG estudados nessa faixa etária são: cetirizina, levocetirizina, fexofenadina, desloratadina, loratadina, rupatadina e bilastina,[2] e suas doses estão resumidas na Tabela 9.2.

Nos casos de urticária aguda com angioedema proeminente ou em quadros persistentes apesar do uso dos anti-H1 2ªG, o uso de corticosteroides por curto período (máximo 7 dias) pode ser considerado. Em crianças utiliza-se preferencialmente a prednisolona na dose de 0,5 a 1 mg/kg/dia. O tratamento com anti-H1 2ªG deve ser continuado durante e após o uso de corticosteroides para evitar exacerbação da urticária após sua redução ou suspensão.[11]

TABELA 9.2. Anti-histamínicos de segunda geração e esquemas posológicos para crianças[12]

Nome	Apresentação	Dose padrão (em bula)
Cetirizina	Gotas (10 mg/mL)	2 a 6 anos: 5 gotas de 12/12 h ou 10 gotas 1 ×/dia. 6 a 12 anos: 10 gotas de 12/12 h > 12 anos: 20 gotas 1 ×/dia
	Solução oral (1 mg/mL)	2 a 6 anos: 2,5 mL de 12/12 h 6 a 12 anos: 5 mL de 12/12 h ou 10 mL 1 ×/dia > 12 anos: 10 mL 1 ×/dia
Levocetirizina	Gotas (5 mg/mL)	2 a 6 anos: 5 gotas de 12/12 h (2,5 mg/dia) > 6 anos e adultos: 20 gotas 1 ×/dia (5 mg/dia)
Desloratadina	Gotas (1,25 mg/mL)	6 a 11 meses: 16 gotas 1 ×/dia 1 a 5 anos: 20 gotas 1 ×/dia 6 a 11 anos: 40 gotas 1 ×/dia > 12 anos: 80 gotas 1 ×/dia ou 1 comprimido de 5 mg
	Solução oral (0,5 mg/mL)	6 a 11 meses: 2 mL 1 ×/dia 1 a 5 anos: 2,5 mL 1 ×/dia 6 a 11 anos: 5 mL 1 ×/dia > 12 anos: 10 mL 1 ×/dia ou 1 comprimido de 5 mg
Loratadina	Solução oral (1 mg/mL)	2 a 12 anos: < 30 kg: 5 mL 1 ×/dia > 30 kg: 10 mL 1 ×/dia > 12 anos: 10 mL 1 ×/dia ou 1 comprimido de 10 mg
Rupatadina	Comprimido (10 mg)	>12 anos: 1 comprimido 1 ×/dia
Bilastina	Solução oral (2,5 mg/mL)	6 a 11 anos: 4 mL 1 ×/dia > 12 anos: 8 mL 1 ×/dia ou 1 comprimido de 20 mg

Urticária crônica na criança

Existem poucos dados na literatura sobre a patogênese da urticária crônica na criança. Porém, a teoria mais aceita é que envolve mecanismos de autoimunidade com formação de autoanticorpos, assim como nos adultos.[13]

QUAIS OS TIPOS MAIS COMUNS?

Estudos em crianças mostraram que a **UCE** é o tipo mais comum de urticária crônica nessa faixa etária (78%)[4] e um mecanismo autoimune foi demonstrado em pelo menos metade dos casos.[14-16]

Cerca de 20% das urticárias crônicas na criança são do tipo induzidas, sendo mais frequente as **urticárias ao frio, colinérgica e dermografismo sintomático.**[17,18]

A urticária crônica pode acontecer em qualquer idade, incluindo lactentes, mas a prevalência em crianças até 6 anos é menor quando comparado à de crianças escolares.[13] O quadro clínico é semelhante ao dos adultos, porém a frequência de angioedema nessa faixa etária é variável.[13,19]

ATENÇÃO

O tipo de angioedema isolado mais comum na criança é o histaminérgico e este pode ser uma forma de apresentação clínica da UCE. Mas, é necessário afastar outras causas nessa faixa etária (p. ex., uso de AINEs e outros medicamentos, veneno de insetos, alimentos e látex).[20,21]

NÃO CONFUNDIR ANGIOEDEMA HISTAMINÉRGICO COM O ANGIOEDEMA HEREDITÁRIO (AEH)!

Lembrar que nos casos de AEH, os sintomas podem iniciar na infância com angioedema deformante mediado por bradicinina. Elementos da anamnese que sugerem AEH: maior demora na resolução do quadro (72 h ou mais), ausência de resposta aos anti-H1, corticoides e/ou adrenalina, ausência de urticária, dor abdominal recorrente, história familiar de angioedema e sintomas prodrômicos antes do surgimento do angioedema.[21]

Nas urticárias induzidas, os testes de provocação na criança devem ser realizados conforme a recomendação para os adultos, não existindo nenhuma recomendação específica para esta faixa etária[2,22] – ver Capítulo 7 sobre Urticárias Induzidas.

Ferramentas para avaliar a urticária crônica na infância

Várias ferramentas estão disponíveis atualmente para auxiliar no manejo dos casos de urticária crônica, como visto no Capítulo 5. Entretanto, poucas podem ser utilizadas em crianças. A Tabela 9.3 apresenta as ferramentas validadas na pediatria que podem ajudar na tomada de decisão nessa faixa etária.

TABELA 9.3. Ferramentas úteis para avaliação de urticária crônica

Ferramenta	Comentário	Faixa etária validada
UAS7 (escore de atividade da urticária em 7 dias)	Avalia diariamente a atividade da urticária em 7 dias, com base no número de lesões e intensidade do prurido	Validado em crianças de 0 a 18 anos[23,27]

Continua...

Continuação...

Ferramenta	Comentário	Faixa etária validada
UCT (*urticaria control test*)	Avalia retrospectivamente o controle da urticária nas últimas 4 semanas, por meio de 4 perguntas	Validado na infância, mas com diferença no corte para controle: maior que 10 pontos[24,28]
CDLQI (escore de qualidade de vida em dermatologia infantil)	Avalia retrospectivamente a qualidade de vida na última semana, por meio de 10 perguntas	Validado em crianças de 4 a 16 anos[25]
ISS-Ped (escala de gravidade de prurido em crianças e adolescentes)	Avalia retrospectivamente a gravidade do prurido por meio de 6 perguntas. O responsável pode preencher junto com a criança	Validado em crianças de 2 a 18 anos[26]

Principais diagnósticos diferenciais de urticária crônica em crianças

Como mencionado anteriormente, a urticária pode estar associada a outras condições clínicas que frequentemente se iniciam durante a infância. A Tabela 9.4 resume os principais diagnósticos diferenciais de urticária crônica nessa faixa etária, bem como elucida particularidades de cada doença.[1,29]

Outras doenças subjacentes que podem estar associadas a urticária e angioedema incluem tireoidite de Hashimoto, mastocitose, lúpus eritematoso sistêmico, síndrome de Sjogren, linfoma, vasculites e doença celíaca.[9]

Infecções virais crônicas também devem ser lembradas. A urticária crônica espontânea e as induzidas (pelo frio e colinérgica) podem ser relacionadas com infecção por vírus Epstein-Barr (EBV), por herpes simplex vírus tipo 2 e herpes-vírus humano tipo 6, cito-

TABELA 9.4. Principais diagnósticos diferenciais de urticária crônica na infância

Doença	Característica da lesão	Outros sintomas	Biópsia da pele
Urticária vasculite	Lesões fixas, permanecem mais de 24 h no mesmo local, sensação de queimação, prurido discreto, hiperpigmentação residual	Pode ter angioedema ou púrpura, subclassificada em normocomplementêmica ou hipocomplementêmica. Nessa última, há sintomas sistêmicos e associação a doenças reumatológicas	Sinais de urticária (edema na derme), vasculite leucocitoclástica com infiltrado polimorfonuclear superficial e profundo perivascular, extravasamento de hemácias, deposição de complemento nas vênulas na imunofluorescência
Criopirinopatias (síndrome familiar inflamatória associada ao frio – FCAS, síndrome Muckle-Wells, e síndrome NOMID/CINCA)	Urticária neutrofílica, não ou pouco pruriginosa, no tronco e extremidades, desencadeada ou que piora no frio (FCAS)	Febre recorrente, artralgia, mialgia, cefaleia, perda auditiva neurossensorial, acometimento ocular. NOMID/CINCA: artropia com dismorfias, acometimento do SNC	Infiltrado predominantemente neutrofílico, periécrino e perivascular pela derme. Sem evidência de vasculopatia ou vasculite
Febre familiar do Mediterrâneo	Placa eritemato-edematosa do tipo erisipeloide, bem delimitada, uni ou bilateral, na superfície anterior dos membros inferiores	Febre alta recorrente por 1 a 3 dias, astenia, monoartrite de grandes articulações, dor abdominal e serosites	Infiltrado predominantemente neutrofílico com cariorrexe

Continua...

Continuação...

Doença	Característica da lesão	Outros sintomas	Biópsia da pele
Deficiência de mevalonato-quinase (síndrome de Hiper-IgD)	Vários tipos de lesões podem ocorrer, inclusive urticária	Níveis de IgD tipicamente elevados. Início antes dos 4 anos de vida, febre, dor abdominal, diarreia, vômitos, serosite, cefaleia, poliartralgia, hepatoesplenomegalia e cefaleia	Variável de acordo com a lesão cutânea
Síndrome periódica associada ao receptor de TNF (TRAPS)	Eritema doloroso (placa eritematosa centrífuga e migratória associada a mialgia) ou placas urticariformes que deixam equimose no local	Febre recorrente, dor abdominal, envolvimento musculoesquelético e ocular	Infiltrado perivascular e intersticial de células mononucleares. Raramente vasculite leucocitoclástica e paniculite

megalovírus (CMV), vírus da hepatite A, B, C, norovírus, parvovírus B19, bem como associada à infecção pelo HIV. Nesses casos, é importante questionar sobre a presença de outros sintomas prévios ou concomitantes que possam auxiliar no diagnóstico. Em alguns casos, pode ocorrer melhora da urticária após o tratamento antiviral ou após resolução do processo infeccioso com produção de anticorpos IgG. No entanto, em pacientes com HIV, pode ser necessária a terapia anti-IgE – ver tratamento adiante[30,31]

Outro vírus de interesse para a urticária é o SARS-CoV-2, responsável pela pandemia de COVID-19. Uma terceira fase da doença que inicia 12 meses após a infecção já foi proposta com mecanismos patológicos que incluem sequela de imunodesregulação e início de autoimunidade, uma extensão da chamada síndrome da COVID Longa. Apesar de ainda serem necessários mais estudos sobre o assunto na população infantil, essa teoria pode explicar o surgimento da UCE após a infecção por COVID-19 observado desde o início da pandemia em várias faixas etárias. Além disso, uma revisão de literatura observou que a urticária crônica foi uma das comorbidades preexistentes mais prevalente em crianças que evoluíram com COVID Longa, apesar do tratamento da urticária e IgE sérica não influenciarem no curso da infecção.[33]

Tratamento da urticária crônica na criança

O tratamento da UC nas crianças é semelhante ao recomendado para os adultos. Os anti-H1 2ªG são os medicamentos de escolha devido à sua eficácia e segurança comprovadas na infância (cetirizina, levocetirizina, loratadina, desloratadina, fexofenadina, rupatadina e bilastina). A fexofenadina e a desloratadina são exemplos de anti-H1 2ª G que podem ser utilizados a partir dos 6 meses de idade. Assim como em adultos, quando não há resposta após 2 a 4 semanas de uso da dose habitual de acordo com a idade/peso, é recomendado duplicar a dose. Na ausência de resposta, pode-se considerar quadruplicar a dose – ver Capítulo 8.[2,34]

No Brasil, é autorizada a associação de omalizumabe 300 mg a cada 4 semanas para crianças maiores de 12 anos com UCE refratária a doses quadruplicadas de anti-H1 2ª G. No entanto, estudos com uso de omalizumabe *off-label* para UCE em crianças a partir de 6 anos demonstraram boa resposta e segurança, nas doses de 150 e 300 mg a cada 4 semanas, conforme o peso.[35] Na ausência de resposta ao omalizumabe, a ciclosporina é uma opção também *off-label* na dose de 3,5 a 5 mg/kg/dia.[2]

Prognóstico

A UC é uma doença autolimitada tanto em adultos como em crianças. Na maioria dos casos pediátricos de UCE, o prognóstico é favorável, com uma taxa de resolução de 83% em até 2 anos e uma duração média de 12 a 15 meses. Os casos persistentes estão relacionados a uma maior gravidade da UCE.[36]

Considerações finais

Conforme comentado anteriormente, a urticária é uma condição comum em crianças e nem sempre será uma reação de hipersensibilidade do tipo I (IgE mediada). Portanto, é importante considerar todas as possíveis causas com base na história clínica, lembrando que alguns casos podem ser espontâneos ou estar associados a outras doenças.[9]

Nos quadros de UC, as características são semelhantes às descritas em adultos. Além disso, existem importantes ferramentas para auxiliar no manejo nessa faixa etária, sendo os anti-H1 de segunda geração o tratamento de escolha. Mais estudos ainda são necessários quanto ao uso do omalizumabe em menores de 12 anos com UCE, porém relatos da eficácia em séries de casos de UCE e o uso desse imunobiológico em crianças a partir de 6 anos com asma indicam que essa terapia é eficaz e segura também em crianças.[2,35]

Referências bibliográficas

1. Davis MDP, van der Hilst JCH. Mimickers of Urticaria: Urticarial Vasculitis and Autoinflammatory Diseases. J Allergy Clin Immunol Pract. 2018;6(4):1162-70.
2. Zuberbier T, Abdul Latiff AH, Abuzakouk M, Aquilina S, Asero R, Baker D, et al. The international EAACI/GA²LEN/EuroGuiDerm/APAAACI guideline for the definition, classification, diagnosis, and management of urticaria. Allergy. 2022;77:734-766.

3. Ensina LF, Valle SOR, Campos RA, Agondi R, Criado P, Bedrikow RB, et al. Guia prático da Associação Brasileira de Alergia e Imunologia para o diagnóstico e tratamento das urticárias baseado em diretrizes internacionais. Brazilian J Allergy Immunol. 2019;3(4):382-92.
4. Ben-Shoshan M, Grattan CE. Management of Pediatric Urticaria with Review of the Literature on Chronic Spontaneous Urticaria in Children. J Allergy Clin Immunol Pract. 2018;6(4):1152-61.
5. Sabroe RA. Acute Urticaria. Immunol Allergy Clin North Am. 2014;34(1):11-21.
6. Pier J, Bingemann TA. Urticaria, angioedema, and anaphylaxis. Pediatr Rev. 2020;41(6):283-90.
7. Minasi D, Manti S, Chiera F, Licari A, Marseglia GL. Acute urticaria in the infant. Pediatr Allergy Immunol. 2020;31(S26):49-51.
8. Guo C, Saltoun C. Urticaria and angioedema. Allergy Asthma Proc. 2019;40(6):437-40.
9. Schaefer P. Acute and Chronic Urticaria: Evaluation and Treatment. Am Fam Physician. 2017;95(11):717-24.
10. Le NK, Brooks JP. Acute urticaria as the initial presentation of COVID-19 in a pediatric patient. JAAD Case Reports. 2021 May;11:137-8.
11. Alcântara CT De, Farah D, Raeder T, Campinhos FL, Brandão LS, Campos RDA, et al. Guia prático de urticária aguda. 2022;6(2):214-24.
12. Bulário – Consulta da Agência Nacional de Vigilância Sanitária, 2023. Disponível em: <https://consultas.anvisa.gov.br/#/bulario/>. Acesso em: 30, junho, 2023.
13. Saini S, Shams M, Bernstein JA, Maurer M. Urticaria and Angioedema Across the Ages. J Allergy Clin Immunol Pract. 2020;8(6):1866-74.
14. Sahiner UM, Civelek E, Tuncer A, Yavuz ST, Karabulut E, Sackesen C et al. Chronic urticaria: Etiology and natural course in children. Int Arch Allergy Immunol. 2011;156(2):224–30.
15. Caffarelli C, Cuomo B, Cardinale F, Barberi S, Dascola C, Agostinis F et al. Aetiological Factors Associated with Chronic Urticaria in Children: A Systematic Review. Acta Derm Venereol. 2013;93(3):268-72.
16. Azkur D, Civelek E, Toyran M, Mısırlıoğlu ED, Erkoçoğlu M, Kaya A et al. Clinical and etiologic evaluation of the children with chronic urticaria. Allergy Asthma Proc. 2016 Nov 1;37(6):450-7.
17. Miles LM, Gabrielli S, Le M, Netchiporouk E, Baum S, Greenberger S, et al. Clinical Characteristics, Management, and Natural History of Chronic Inducible Urticaria in a Pediatric Cohort. Int Arch Allergy Immunol. 2021;182(8):757-64.

18. Bal F, Kahveci M, Soyer O, Sekerel BE, Sahiner UM. Chronic inducible urticaria subtypes in children: Clinical features and prognosis. Genuneit J, editor. Pediatr Allergy Immunol. 2021 Jan 24;32(1):146-52.
19. Brandão L, Araujo C, Moura AC, Bruscky D, Dela Bianca AC, Camelo-Nunes I, et al. Chronic urticaria in children: a real-life study. J Allergy Clin Immunol. 2021 Feb;147(2):AB25.
20. Pattanaik D, Lieberman JA. Pediatric Angioedema. Curr Allergy Asthma Rep. 2017 Sep 8;17(9):60.
21. Giavina-Bianchi P, Aun M V., Motta AA, Kalil J, Castells M. Classification of angioedema by endotypes. Clin Exp Allergy. 2015 Jun;45(6):1142-3.
22. Magerl M, Altrichter S, Borzova E, Giménez-Arnau A, Grattan CEH, Lawlor F, et al. The definition, diagnostic testing, and management of chronic inducible urticarias - The EAACI/GA 2 LEN/EDF/UNEV consensus recommendations 2016 update and revision. Allergy. 2016 Jun;71(6):780-802.
23. Hawro T, Ohanyan T, Schoepke N, Metz M, Peveling-Oberhag A, Staubach P, et al. The Urticaria Activity Score—Validity, Reliability, and Responsiveness. J Allergy Clin Immunol Pract. 2018;6(4):1185-1190.e1.
24. Weller K, Groffik A, Church MK, Hawro T, Krause K, Metz M, et al. Development and validation of the Urticaria Control Test: a patient-reported outcome instrument for assessing urticaria control. J Allergy Clin Immunol. 2014;133:1365-72.
25. Prati C, Comparin C, Catucci Boza J, Ferreira Cestari T. Validação para o português falado no Brasil do instrumento Escore da Qualidade de Vida na Dermatologia Infantil (CDLQI). Med Cutan Ibero Lat Am. 2010;38(6):229-33.
26. Bruscky DMV, Melo ACCDB, Sarinho ESC. Cross-cultural adaptation and validation of the itching severity scale in children and adolescents with atopic dermatitis. Rev Paul Pediatr. 2017;35(3):244-51.
27. Gabrielli S, Mulé P, Prosty C, Gooding G, Le M, Zhang L, et al. Validation of UAS7 among children with chronic spontaneous urticaria. J Allergy Clin Immunol Pract. 2022;7-10.
28. Prosty C, Gabrielli S, Mule P, Noorah N, Baum S, Greenberger S, et al. Validation of the Urticaria Control Test (UCT) in Children With Chronic Urticaria. J Allergy Clin Immunol Pract. 2022;10:3293-98.
29. Hernández-Ostiz S, Prieto-Torres L, Xirotagaros G, Noguera-Morel L, Hernández-Martín, Torrelo A. Autoinflammatory Diseases in Pediatric Dermatology-Part 1: Urticaria-like Syndromes, Pustular Syndromes, and Mucocutaneous Ulceration Syndromes. Actas Dermosifiliogr. 2017;108(7):609-19.
30. Imbalzano E, Casciaro M, Quartuccio S, Minciullo PL, Cascio A, Calapai G, et al. Association between urticaria and virus infections: A systematic review. Allergy Asthma Proc. 2016 Jan 3;37(1):18-22.

31. Iemoli E, Niero F, Borgonovo L, Cossu M V, Piconi S. Successful Omalizumab treatment in HIV positive patient with chronic spontaneous urticaria: a case report. Eur Ann Allergy Clin Immunol. 2017 Mar;49(2):88-91.
32. Ciechanowicz P, Dopytalska K, Szczerba M, Szymańska E, Walecka I. Dermatological manifestations of the Coronavirus disease 2019 in children: a systemic review. Adv Dermatology Allergol. 2022;39(3):491-508.
33. Merzon E, Weiss M, Krone B, Cohen S, Ilani G, Vinker S, et al. Clinical and Socio-Demographic Variables Associated with the Diagnosis of Long COVID Syndrome in Youth: A Population-Based Study. Int J Environ Res Public Health. 2022;19:5993.
34. Gabrielli S, Le M, Netchiporouk E, Miedzybrodzki B, Baum S, Greenberger S, et al. Chronic urticaria in children can be controlled effectively with updosing second-generation antihistamines. J Am Acad Dermatol. 2020 Jun;82(6):1535-7.
35. Japiassu, Lais Gomes; Bastos, Patricia Guerzet Ayres; Araújo, Chayanne Andrade; Camelo-Nunes, Inês; Solé, Dirceu; Ensina LF. Omalizumabe no tratamento da urticária crônica espontânea em pacientes pediátricos: série de casos. Arq Asma Alerg Imunol. 2018;2(supl 1):78.
36. Lachover-Roth I, Rabie A, Cohen-Engler A, Rosman Y, Meir-Shafrir K, Confino-Cohen R. Chronic urticaria in children – New insights from a large cohort. Pediatr Allergy Immunol. 2021;32(5):999-1005.

Capítulo

10

Urticária na gestante

Rosaly Vieira dos Santos
Esther Bastos Palitot

Introdução

Inicialmente, é importante ressaltar que a urticária em gestantes pode ser uma doença prévia à gravidez ou com início durante a gravidez. Os agentes etiológicos e os mecanismos envolvidos tanto na urticária aguda quanto crônica em gestantes são similares aos da população adulta. A urticária limitada à gravidez é uma condição rara com possibilidade de recorrências em gestações subsequentes. A patogênese da urticária limitada à gravidez é desconhecida, embora especulações incluam sensibilização alérgica a hormônios endógenos.[1]

A gestação cursa com alterações hormonais e imunológicas que podem, potencialmente, influenciar no curso da urticária e na sua gravidade. Contudo, os dados são limitados e a incidência e a prevalência de urticárias aguda e crônica em gestantes não estão estabelecidas. A urticária crônica (UC) é uma condição com maior prevalência no sexo feminino, acometendo mulheres em idade fértil. O estudo PREG-CU, recentemente conduzido, propiciou os primeiros *insights* sobre a evolução da UC na gravidez, apontando para a melhora da doença na metade das gestantes e piora em um terço delas.[2]

No manejo da urticária em gestantes, existem particularidades com relação ao diagnóstico diferencial e na restrição ao uso de determinados fármacos. No diagnóstico diferencial da urticária crônica espontânea (UCE) na gravidez, é necessário incluir dermatoses pruriginosas específicas da gestação, como o penfigoide gestacional, prurigo da gravidez e a erupção polimórfica da gravidez, antes denominada de pápulas e placas urticariformes da gravidez (PUPP).[3] O uso de diferentes medicamentos no tratamento da urticária aguda e crônica em gestantes e lactantes deve ser cuidadoso e criterioso, levando em consideração os riscos de possíveis efeitos adversos para o concepto e o recém-nascido.[2,3] Neste capítulo, abordaremos aspectos específicos da urticária na gravidez com ênfase na UC.

ATENÇÃO

O acompanhamento da gestante com urticária crônica deve ser realizado por um alergista ou dermatologista, para que as decisões terapêuticas sejam personalizadas e otimizadas, minimizando os riscos para a gestante e o concepto.

Alterações hormonais e imunológicas na gravidez

Em paralelo ao surgimento do hormônio específico da gravidez – gonadotrofina coriônica humana (*human chorionic gonadothrophin* – hCG), ocorrem também outras alterações no perfil e níveis hormonais. Durante as primeiras semanas, há um aumento de progesterona, 17-hidroxiprogesterona, estrona e estradiol, que são produzidos pelo corpo lúteo. A gonadotrofina também aumenta no início da gestação, atingindo níveis máximos entre 60 e 90 dias, quando então começa a declinar mantendo-se em um platô até o parto. A principal função da hCG é manter a síntese de progesterona pelo corpo lúteo. Esse hormônio também é capaz de converter células T *naive* em células T regulatórias (Treg), modular células dendríticas (DC) e estimular a produção de interleucina-10 (IL-10) por células B. A progesterona desempenha um papel crucial, –juntamente com o hCG, na manutenção da gestação. A progesterona contribui para a tolerância gestacional via diferentes mecanismos, incluindo bloqueio da ação citolítica de células NK, indução de DC tolerogênicas e promovendo a polarização T *helper* 2 (Th2).[2]

Ao longo da gravidez, vários outros hormônios estão *upregulated*, tais como cortisol, prolactina, leptina, vitamina D e alfafetoproteína (AFP). Durante a gestação, os níveis de cortisol aumentam continuamente para facilitar o desenvolvimento fetal e caem abruptamente logo após o parto. O cortisol exerce seus efeitos anti-inflamatórios via inibição de citocinas pró-inflamatórias, ativação de Treg tolerogênicas e redução de células B no baço e linfonodo, com consequente redução da produção de anticorpos. Os níveis de prolactina aumentam levemente durante a gravidez e exponencialmente durante o parto e a amamentação, em contraste com a abrupta redução de hormônios sexuais que ocorre no pós-parto.[2]

O sistema imunológico é organizado para reconhecer e erradicar possíveis agentes estranhos danosos, ou seja, não próprios. Os antígenos paternos são expressados pelo feto e reconhecidos como estranhos, mas o sistema imunológico materno sofre várias alterações imunológicas que protegem o feto. As alterações imunológicas na gravidez envolvem alterações na imunidade inata e adaptativa. Na imunidade inata, destacam-se as células *Natural Killer* uterinas (uNK), macrófagos uterinos e mastócitos uterinos. Com relação à imunidade adaptativa, a gravidez normal apresenta um perfil pró-inflamatório Th1/Th17 em seus estágios precoce e tardio, que é essencial para a implantação do feto e início de trabalho de parto, respectivamente. A principal adaptação que ocorre nos meados da gestação é a mudança do perfil Th1/Th17 para Th2, com a finalidade de criar um ambiente tolerogênico para o feto semialogênico. As células Treg também estão envolvidas em criar um ambiente anti-inflamatório do sistema imunológico, através da produção de IL-10 e TGF-β e inibição de células T efetoras da decídua por silenciamento de genes de quimiocinas. Na Tabela 10.1 estão descritas as principais alterações hormonais e imunológicas durante a gravidez.[2]

TABELA 10.1. Principais alterações hormonais e imunológicas na gravidez

Período	Alterações hormonais e imunológicas
Início da gravidez Pró-inflamatório	↑ Th1/Th17 ↑ IL-1β, IL-2, IL-6, IL-12, γ-IFN, TNF-α, LIF, PGE
Meados da gravidez Anti-inflamatório	↑ Th2 ↑ Progesterona ↑ Estrógenos ↑ Citocinas T2: IL-3, IL-4, IL-5, IL-13 ↑ Citocinas regulatórias: IL-10, TGF-β
Parto Pró-inflamatório	↑ Th1/Th17 ↑ IL-1β, IL-2, IL-6, IL-12, IL-8, IL-17, IL-33, γ-IFN, TNF-α, LIF, PGE ↓ Estrógenos

Curso da urticária durante a gravidez

A urticária aguda é uma doença autolimitada que pode estar associada à alergia e, na maioria dos pacientes, está relacionada com os medicamentos, alimentos, infecções ou picada de insetos. Entretanto, muitas vezes a causa não é identificada. Não existem dados sobre os agentes etiológicos e curso da urticária aguda na gravidez.

O estudo multicêntrico PREG-CU investigou os efeitos da gravidez na urticária crônica (UC) incluindo 288 gestantes com UC, cuja doença havia iniciado antes da gestação. Dentre as gestantes avaliadas, 69,9% apresentavam UCE, 12,8% UCInd e 20,3% UCE + UCInd. Com relação ao curso da urticária na gestação, foi observado que 51% das gestantes apresentaram melhora, 29% piora e 20% relataram nenhuma alteração no quadro clínico da UC durante a gravidez. As exacerbações foram mais frequentes no primeiro e terceiro trimestres, os episódios de angioedema no primeiro trimestre e os atendimentos de emergência no terceiro trimestre. A taxa de atendimentos de emergência foi 9,8% e a taxa de angiodema foi 17,5%, ambas inferiores às taxas descritas na literatura para pacientes não grávidas com UC.[4] Esses dados reforçam a importância do manejo personalizado da UC na gravidez.

Diagnóstico e diagnóstico diferencial

A investigação diagnóstica da urticária aguda e crônica deve ser conduzida de modo similar ao dos demais pacientes, baseada na anamnese detalhada e exame físico cuidadoso. A classificação da urticária (aguda ou crônica e subtipos) e a avaliação das características e desencadeantes nortearão a indicação dos exames complementares.

A urticária durante a gravidez deve ser diferenciada de outras dermatoses pruriginosas próprias da gravidez e que podem mimetizá-la. As doenças cutâneas mais comuns de serem confundidas com a urticária são:

- Penfigoide gestacional.
- Dermatite de progesterona autoimune da gravidez, pápulas e placas urticariformes pruriginosas da gravidez (PUPP), também conhecida como erupção polimórfica da gravidez (PEP).
- Prurigo da gravidez (prurigo gestacional de Besnier).[3]

Na Tabela 10.2 estão descritas as características clínicas e tratamento das dermatoses pruriginosas da gestação mais frequentes e que podem mimetizar a urticária.[3]

Tratamento

A abordagem inicial para o tratamento de urticária na gravidez leva em consideração se é aguda ou crônica. Na urticária aguda de causa alérgica, o tratamento básico é evitar o alérgeno desencadeante e/ou tratar a doença de base, quando possível, minimizando o uso de

TABELA 10.2. Dermatoses pruriginosas da gestação que mimetizam a urticária

Doença	Características	Tratamento
Penfigoide gestacional	• Início súbito com lesões urticariformes pruriginosas, principalmente em tronco, com evolução para bolhas. • Alterações histopatológicas: vesículas subepidérmicas com infiltrado perivascular de linfócitos e eosinófilos e deposição de C3 ao longo da junção dermoepidérmica.	Corticosteroides tópicos. Em casos refratários, corticosteroides por via oral
Prurigo da gravidez (prurigo gestacional de Besnier)	• Pápulas e nódulos pruriginosos, mais frequentes em faces extensoras dos membros. • Surgem após 20 semanas de gestação. • As lesões desaparecem após o parto. • Alterações histopatológicas inespecíficas.	Corticosteroides tópicos
Pápulas e placas urticariformes pruriginosas da gravidez (PUPP), também chamada de erupção polimórfica da gravidez (PEP)	• Ocorrem no terceiro trimestre. • Placas urticariformes, pruriginosas, comumente nas estrias abdominais e poupando o umbigo. As lesões podem ocorrer também no rosto, mãos e região plantar. • Prurido geralmente desaparece 2 semanas após o parto. • Alterações histopatológicas: espongiose da epiderme, edema dérmico entre as fibras colágenas, paraqueratose e infiltração de eosinófilos.	Corticosteroides tópicos. Caso haja prurido muito intenso, considerar corticosteroides por via oral

medicamentos sistêmicos. Na UC, na maioria dos casos não há gatilhos identificáveis, fazendo parte do tratamento, associado ou não ao medicamentoso, identificar e eliminar causas subjacentes, a prevenção de fatores agravantes e a possibilidade da indução da tolerância (nas urticárias crônicas induzidas).[2,3,5]

Gestantes com urticária com/sem angioedema devem ser tratadas com a menor quantidade de medicamentos possível. O risco potencial do uso de medicamentos na gravidez deve ser ponderado em relação aos efeitos da doença não tratada.[2]

O tratamento deve seguir os princípios básicos de tratamento, tanto quanto necessário e o mínimo possível. Isso pode significar intensificar ou descer algoritmo de tratamento de acordo com o curso da doença ao longo da gestação.

A terapia inicial é com os anti-histamínico H1 de segunda geração em dose padrão, podendo haver a necessidade de doses mais altas para controlar os sintomas. Nenhum estudo avaliou a segurança ou eficácia de anti-histamínicos em doses altas na gravidez.[2-4] O uso de anti-histamínicos H1 de segunda geração durante o primeiro trimestre não está associado ao aumento global de malformações ou outras intercorrências durante a gravidez como aborto espontâneo, prematuridade, natimorto e baixo peso ao nascer.[6,7] Em geral, aproximadamente 50% dos pacientes não melhoram com o uso de anti-histamínicos.[5]

Todos os anti-histamínicos H1 são excretados no leite materno em baixas concentrações. Por isso, os anti-histamínicos H1 de segunda geração são preferidos, para se evitar a sedação neonatal, além da sedação na mãe.[3]

Os anti-histamínicos e o omalizumabe são os únicos tratamentos aprovados para urticária crônica, embora vários pacientes sejam refratários a essas terapias.[3] Na Tabela 10.3 estão descritos os anti-histamínicos considerados como escolha na gestação pelo FDA,[8] omalizumabe e suas doses.

Omalizumabe tem sido usado com segurança para UCE refratária em mulheres grávidas. Entre todas as terapias não anti-histamínicas, esta é a mais bem estudada, a mais utilizada e apresenta uma incidência muito baixa de efeitos adversos graves comprovados de eficácia para UCE refratária.[9-11] Em 2019, a Agência de Medicina Europeia (*European Medicine Agency* – EMA) orientou que o omalizumabe pode ser considerado para uso em gestantes.[12] Assim sendo, o omalizumabe é considerado o tratamento de escolha para UCE refratária durante a gravidez e lactação,[5] apesar do uso ainda *off-label*. Recomenda-se, ainda, o acompanhamento do recém-nascido de mulheres tratadas com esse medicamento durante a gravidez, especialmente em indivíduos atópicos.[2]

TABELA 10.3. Terapia medicamentosa de escolha da UC na gestante

Anti-histamínicos (via oral)	Dose recomendada
Cetirizina	10 mg uma vez ao dia
Levocetirizina	5 mg uma vez ao dia
Fexofenadina	180 mg uma vez ao dia
Loratadina	10 mg uma vez ao dia
Desloratadina	5 mg uma vez ao dia
Caso não haja resposta à dose padrão, considerar o aumento da dose do anti-histamínico em até 4× a dose diária recomendada, avaliando risco-benefício.	
Omalizumabe (via subcutânea)	300 mg/mês Considerar aumento da dose avaliando risco-benefício

A exposição do bebê à ebastina, rupatadina e bilastina via placenta e leite materno não foi clinicamente relevante. No entanto, são necessários mais estudos para avaliar segurança e eficácia na gestação e lactação.[5,13]

A betametasona e a dexametasona atravessam a placenta atingindo concentrações fetais semelhantes às maternas. Quantidades mínimas de corticosteroides não fluorados (prednisona, metilprednisolona e hidrocortisona) atingem a circulação fetal (< 10% do total da dose) e, por isso, esses fárcamos são os preferidos durante a gravidez.[14] Ainda assim, além dos efeitos colaterais gerais dos corticosteroides para a gestante, existem riscos adicionais relacionados à gravidez e ao concepto, como o risco de pré-eclâmpsia, diabetes gestacional, fissura palatar primária, insuficiência suprarrenal neonatal e baixo peso ao nascer.[3,15]

Estudos demonstram que os bebês ingerem 0,1% da dose diária de corticoide da mãe através do leite. Caso seja necessário que a lactante faça uso de corticoide sistêmico, é prudente atrasar a amamentação por algumas horas após a administração do corticoide, com intuito de minimizar possíveis riscos ao bebê.[3,15]

A ciclosporina é recomendada nas diretrizes nacionais e internacionais para os pacientes que não respondem ao tratamento com omalizumabe por 6 meses e está classificada na categoria C no sistema de segurança para uso de medicamentos na gestação do *Food and Drug Administration* (FDA). A Ciclosporina, devido aos seus efeitos adversos como hipertensão e nefrotoxicidade, pode potencialmente ocasionar complicações gestacionais. Além disso, esse fármaco, embora não haja relatos de teratogenicidade, está associado à pré-eclampsia, parto prematuro e baixo peso ao nascer em bebês humanos. A terapia com ciclosporina durante a gravidez, em geral, não está recomendada, devendo ser reservada para casos muito graves, avaliando criteriosamente riscos × benefícios.[2,4]

Considerações finais

O conhecimento sobre a prevalência, incidência, curso clínico e tratamento da urticária em gestantes é limitado. Contudo, dados recentes indicam que a metade da população de gestantes com UC evolui com melhora clínica e um terço com piora.

A gravidez cursa com alterações hormonais e imunológicas fisiológicas que podem impactar de forma diferente ao longo da gravidez. O estado pró-inflamatório presente no primeiro trimestre e no final da gravidez pode favorecer exacerbações. A investigação diagnóstica e o tratamento da urticária aguda e crônica em gestantes devem seguir as diretrizes para a população adulta, porém sempre com o cuidado de intervir ao mínimo e utilizar a menor dose e quantidade de medicamentos possível. O uso de corticosteroides sistêmicos deve ser criterioso e por curtos períodos.

O acompanhamento de gestantes com UC deve ser realizado por especialista e personalizado a fim de otimizar o tratamento, maximizando os benefícios e reduzindo os riscos. O uso de omalizumabe pode ser considerado nos casos refratários a doses elevadas de anti-histamínicos.

PONTOS-CHAVES

- A atividade da doença durante a gravidez é variável, podendo ocorrer melhora, piora ou manutenção do quadro clínico.
- É importante incluir no diagnóstico diferencial da urticária crônica em gestantes as dermatoses pruriginosas próprias da gravidez.
- Gestantes com urticária com/sem angioedema devem ser tratadas com a menor dose e quantidade de medicamentos possível.

- Anti-histamínico H1 de segunda geração: loratadina, cetirizina, levocetirizina, desloratadina e fexofenadina são as drogas recomendadas na gestação.
- Anti-histamínicos H1 de segunda geração também são a opção preferencial na lactação e são seguros pelos baixos níveis de excreção no leite materno.
- A duplicação ou quadruplicação da dose padrão de anti-histamínico pode ser considerada, contudo não existem estudos que respaldem a segurança em gestantes.
- O uso de corticosteroides sistêmicos deve ser evitado durante o primeiro trimestre, se possível. Os corticosteroides indicados para uso em gestantes por curtos períodos são: prednisona, metilprednisolona e hidrocortisona.
- O omalizumabe pode ser considerado para uso em gestantes com urticária crônica espontânea refratária aos anti-histamínicos em doses elevadas.
- A cicloporina, em geral, não é recomendada na gravidez e deve ser reservada apenas para casos muito graves que são refratários ao tratamento com omalizumabe.

Referências bibliográficas

1. Schatz M, Zeiger RS, Falkoff R, et al. Asthma and allergic diseases during pregnancy. In: Adkinson NF, Bochner BS, Burks AW, et al. (Eds.) Middleton's Allergy: Principles and Practice, 7th ed. St. Louis: Mosby, 2014. p. 951.
2. Kokatürk E, Podder I, Zenclussen AC, Zajac AK, Elieh-Ali-Komi, Church MK et al. Urticaria in pregnancy and lactation. Front Allergy 2022;3:892692673. doi: 10.3389/falgy.2022.892673.
3. Saini S, Shams M, Bernstein JA, Maurer M. Urticaria and angioeda across the ages. J Allergy Clin Immunol Pract. 2020;8:1866-74.

4. Kocatürk E, Al-Ahmad M, Krause K, Gimenez-Arnau A, Thomsen SF, Conlon N et al. Effects of pregnancy on chronic urticaria: Results of the PREG-CU UCARE study. Allergy 2021;76:3.133.
5. Zuberbier T, Abdul Latiff AH, Abuzakouk M, Aquilina S, Asero R, Baker D et al. The International EAACI/GA^{2}LEN/EuroGuiDerm/APAAACI Guideline for the Definition, Classification, Diagnosis and Management of Urticaria. Allergy. 2022;77:734-66.
6. Källén B. Use of antihistamine drugs in early pregnancy and delivery outcome. J Matern Fetal Neonatal Med. 2002;11:146.
7. Etwel F, Faught LH, Rieder MJ, Koren G. The Risk of Adverse Pregnancy Outcome After First Trimester Exposure to H1 Antihistamines: A Systematic Review and Meta-Analysis. Drug Saf. 2017;40:121.
8. FDA Announcement: https://www.federalregister.gov/articles/2014/12/04/2014-28241/content-and-format-of-labeling-for-human-prescription-drug-and-biological-products-requirements-for?source=govdelivery&utm_medium=email&utm_source=govdelivery. Acessado em 31/05/2022.
9. Namazy J, Cabana MD, Scheuerle AE, Thorp JM, Chen H, Carrigan G et al. The Xolair Pregnancy Registry (EXPECT): the safety of omalizumab use during pregnancy. J Allergy Clin Immunol 2015;135:407.
10. Ghazanfar MN e Thomsen SF. Successful and Safe Treatment of Chronic Spontaneous Urticaria with Omalizumab in a Woman during Two Consecutive Pregnancies. Case Rep Med 2015;2015:368053.
11. Namazy JA, Blais L, Andrews EB, Scheuerle AE, Cabana MD, Thorp JM et al. Pregnancy outcomes in the omalizumab pregnancy registry and a disease-matched comparator cohort. J Allergy Clin Immunol 2020;145:528.
12. Pfaller B, JoséYepes-Nuñez J, Agache I, Akdis CA, Alsalamah M, Bavbek S et al. Biologicals in atopic disease in pregnancy: an EAACI position paper. Allergy 2021;76:71-89.
13. J Saito, N Sandaiji, S Yagishita, H Kawasaki, T Suzuki, K Ozawa, S Kamura, A Yamatani, S Wada, H Sago, A Murashima. Ebastine during pregnancy and lactation in a patient with chronic urticaria: ebatine and carebastine levels in maternal serum, cord blood, breast milk and the infant's serum. J Eur Acad Dermatol Venereol. 2020 Sep;34(9):e496-e497.
14. Park-Wyllie L, Mazzotta P, Pastuszak A, Moretti ME, L Beique L, Hunnisett L et al. Birth defects after maternal exposure to corticosteroids: prospective cohort study and meta-analysis of epidemiological studies. Teratology 2000;62:385.
15. Sanchez-Borges M, Asero R, Ansotegui IJ, Baiardini I, Bernstein JA, Canonica GW, 743 et al. Diagnosis and treatment of urticaria and angioedema: a worldwide perspective. 744 World Allergy Organ J. 2012;5(11):125-47.

Capítulo

11

Urticária no idoso

Antônio Paulo Costa Penido
Antônio Abílio Motta

Introdução

Atualmente, ocorre um envelhecimento populacional mundial devido à melhoria das condições sanitárias, acesso aos sistemas de saúde público e privado, bem como avanços científicos e tecnológicos da medicina moderna, resultando em um aumento significativo na expectativa de vida global ao longo do último século. A Organização Mundial da Saúde e as Nações Unidas definem o idoso como aquele com idade ≥ 60 anos e idade ≥ 65 anos, respectivamente. Assim, cuidados médicos específicos para idosos tornaram-se e continuarão a ser uma prioridade máxima da saúde pública global.[1]

A urticária pode ocorrer em qualquer idade e no idoso apresenta peculiaridades que incluem um maior espectro de comorbidades e uso diário de maior número de medicamentos. O número de estudos sobre urticária em idosos ainda é limitado. A prevalência de urticária aguda (UA) é desconhecida e a de urticária crônica (UC) foi recentemente estimada na faixa de 0,2% a 2,8%.[1-3]

Várias doenças sistêmicas e autoimunes foram relatadas como associadas à UC na população idosa, incluindo hipertensão arterial, doença renal crônica, diabetes melito, doença da tireoide, dermatite atópica e outras doenças alérgicas, doença vascular cerebral, cardíaca e câncer.[1] Neste capítulo abordaremos as particularidades da população idosa com urticária e as consequentes implicações para o manejo clínico.

ATENÇÃO

A população idosa tem particularidades que incluem um maior espectro de comorbidades e uso diário de maior número de medicamentos, o que impacta no diagnóstico diferencial e no tratamento.

Aspectos epidemiológicos e clínicos

Com relação a UA, as infecções virais são causa importante, mas outros agentes infecciosos e parasitários também podem estar relacionados, como *Anisakis simplex, Blastocystis hominis, Mycoplasma* e *Sarcopites scabiei.*[2]

A UA é uma das farmacodermias mais comuns, sendo os anti-inflamatórios não esteroidais os medicamentos mais frequentemente associados à urticária em idosos.[2] Em um estudo realizado em pacientes internados com idades entre 13 e 88 anos, observou-se UA induzida por medicamentos em 11,3% dos pacientes.[4] Os inibidores da enzima conversora da angiotensina (IECA) podem causar angioedema em 0,1% a 0,7% dos pacientes tratados.[5] Outros medicamentos envolvidos no metabolismo da bradicinina, como os bloqueadores dos receptores da angiotensina II (BRA), estatinas, sacubitril e gliptinas também são implicados.[6]

A alergia alimentar ocorre predominantemente em crianças, mas a prevalência em adultos e idosos vem aumentando. Os alérgenos alimentares variam de acordo com a idade e, nos adultos, há uma predominância de sensibilização a peixe, frutos do mar, nozes, castanhas, amendoim, frutas e vegetais. É importante ressaltar que as reações alérgicas ao leite de vaca e ovos geralmente desaparecem com o avanço da idade, enquanto a alergia a amendoim, nozes e frutos do mar tende a persistir com maior frequência até a idade adulta.[7]

Estudo recente de meta-análise sobre o curso da urticária crônica (UC) em idosos, que incluiu 85 estudos e 1.112.066 pacientes com idade igual ou superior a 60 anos, conduzido nos EUA, identificou diferenças no curso clínico da UC em idosos em comparação com adultos. A média da idade de apresentação da UC foi 70,4 ± 6,2 anos. A maioria dos pacientes apresentava apenas urticas (73,9%), seguido de urtica e angioedema (25,9%). A média de duração da doença antes do diagnóstico foi 1,9 ± 3,6 anos, indicando uma demora no acesso ao diagnóstico e tratamento adequado. Com relação à gravidade da urticária avaliada por ferramentas validadas, a maioria dos pacientes apresentava gravidade moderada a grave.[1]

As comorbidades mais relatadas nesse estudo foram: doença do trato gastrointestinal (71,9%), doença vascular coronariana e cerebral (36,7%). A prevalência de dislipidemia, hipertensão, obesidade e diabetes melito em pacientes idosos com UC foi de 42,9%, 18,6%, 16,7% e 12,6%, respectivamente. As doenças da tireoide foram relatadas em 20 estudos e algumas delas foram relacionadas a distúrbios autoimunes. Por exemplo, a doença de Graves e a tireoidite de Hashimoto foram relatadas em 44,4% e 20,8% das UC em idosos, respectivamente. Com relação à atopia, observa-se uma menor frequência dessa associação em idosos.[1]

Outras comorbidades comuns foram osteoporose (42,9%), fenômenos de Raynaud (33,3%), gota (20,0%), necrose avascular do quadril (20,0%), lúpus eritematoso sistêmico (20,0%) e anemia (20,0%). Malignidades também foram relatadas em uma taxa elevada. A maioria das malignidades não foi especificada, mas, entre as especificadas, o câncer gastrointestinal foi o mais prevalente (60,0%).[1]

Outros estudos avaliando as características clínicas da UC em idosos observaram que, em comparação com adultos jovens, há menor predominância de mulheres e a duração é mais curta, embora com gravidade comparável.[8-10] A associação entre angioedema e urticária crônica induzida (UCInd) é menos frequente em idosos.[9-11] O agravamento por anti-inflamatórios não esteroidais (AINEs) também é menos frequente na população idosa.[9-10]

A taxa alta de malignidades (12,4%), tanto hematológicas quanto não hematológicas, descrita na revisão sistemática realizada por Kulthanan *et al.* pode ser explicada pela idade avançada.[1] Dados semelhantes também foram observados em estudo realizado por Karakelides M *et al.*[12] Um possível mecanismo é a alteração do sistema imunológico pelo tumor.[1]

ATENÇÃO

A taxa alta de malignidades descrita em estudos sobre UC em idosos, ao lado do aumento da incidência de câncer com o avançar da idade, reforçam o valor do rastreamento de malignidades na população idosa (p. ex., colonoscopia, antígeno prostático específico – PSA, exames preventivos ginecológicos).[1] Na anamnese, é importante verificar se esses procedimentos estão sendo realizados na periodicidade recomendada.

Diagnóstico

A investigação diagnóstica da urticária aguda e crônica em idosos segue as diretrizes nacionais e internacionais recomendadas para as demais faixas etárias, com ênfase em anamnese cuidadosa e exame físico minucioso.

Na abordagem diagnóstica, é importante dar atenção especial aos medicamentos em uso devido à polifarmácia, às comorbidades e à sintomatologia sistêmica sugestiva de infecções agudas e crônicas, doenças autoimunes e malignidades.[13-15]

Considerando que a UA é uma condição autolimitada, raramente requer uma investigação específica, a anamnese desempenha um papel central na identificação de possíveis desencadeantes. Os analgésicos e anti-inflamatórios não esteroidais constituem um grupo de medicamentos de especial interesse em idosos, pois podem ser causas de UA e devem sempre ser investigados.[14-16]

Com relação à urticária crônica espontânea, além da investigação de rotina recomendada para a população geral, como hemograma completo, proteína C reativa e/ou velocidade de hemossedimentação, IgE total e Anti-TPO, recomenda-sea realização de outros exames de acordo com as comorbidades e possíveis disfunções orgânicas que possam interferir no tratamento, como disfunção hepática e renal.[14,15] Na revisão sistemática de Kulthanan K *et al.*, a taxa de positividade do teste cutâneo de soro autólogo (TCSA) foi de 47,5% em pacientes idosos com UC, menor do que a observada em pacientes com UCE (54,9%). Com relação aos níveis de IgE sérica, dentre os 22 estudos que avaliaram a dosagem de IgE sérica total, 16 relataram valores, sendo detectado que o nível médio foi superior ao limite superior normal. Os outros seis estudos investigando os níveis de IgE informaram apenas se o nível foi elevado ou não. O valor foi elevado em 42,1% dos pacientes com UC e essa taxa foi semelhante à taxa de 43,8% relatada em idosos com UCE. A velocidade de hemossedimentação (VHS) aumentou em 26,8% e 25,4% dos idosos UC e UCE, respectivamente. Dímero D aumentado foi encontrado em 50,0% dos pacientes idosos com UC, e o tempo e atividade de protrombina (TAP) elevado foi encontrado em 75,0%. O fator antinuclear (FAN) foi relatado em 13 estudos com taxa média de positividade de 16,0% entre esses estudos. O anticorpo anti-FcεRI foi relatado em um estudo (66,7% positivo). O hormônio tireoidiano anormal foi comum, pois foi relatado em cinco dos 21 estudos. Nenhum estudo relatou níveis anormais T3 livre, no entanto, em 13,0% com urticária crônica, foram observados níveis anormais de hormônio T4 livre, e 18,2% apresentaram hormônio estimulante da tireoide anormal. Vinte e quatro estudos relataram autoanticorpos tireoidianos com uma taxa de positividade de antiperoxidase tireoidiana (Anti-TPO) de 26,4% e uma taxa de positividade de anticorpos antitireoglobulina de 15,6%.[1]

Diagnóstico diferencial

O principal desafio no diagnóstico da UCE do idoso consiste em diferenciar do prurido associado ao ressecamento da pele e de outras condições cutâneas.[17]

ATENÇÃO

Principais diagnósticos diferenciais de urticária no idoso:

a) Urticária vasculite: particularmente quando as lesões são mais dolorosas do que pruriginosas, persistirem por mais de 24 horas e regridem deixando lesão residual hipercrômica.
b) Síndrome de Schnitzler: urticaria associada a manifestações sistêmicas, como febre, dores ósseas, artrite, hipertrofia de gânglios, baço e fígado.
c) Angioedema mediado por bradicinina: angioedema hereditário e o angioedema adquirido por uso de medicamentos ou por deficiência do inibidor de C1.

Particularmente no caso de lesões não pruriginosas e recalcitrantes, é importante considerar o diagnóstico de urticária vasculite e síndrome de Schnitzler. A urticária vasculite caracteriza-se por lesões dolorosas, com sensação de queimação, que tendem a persistir por 24 a 48 horas e involuem deixando uma pigmentação residual.

Nesses casos, a realização de uma biópsia cutânea é recomendada, pois o exame histopatológico pode evidenciar vasculite leucocitoclástica ou urticária neutrofílica. A urticária vasculite ocorre como um distúrbio primário ou secundário à doença autoimune e pode cursar com redução dos níveis do complemento. Malignidades, especialmente doenças linfoproliferativas, e a síndrome de Schnitzler, embora sejam doenças raras, podem cursar com lesões urticariformes e devem fazer parte do diagnóstico diferencial de casos refratários. Portanto, em alguns casos, devem ser realizados exames complementares adicionais, como testes para avaliar os níveis de complemento, eletroforese de proteínas séricas e outros exames, de acordo com a suspeita diagnóstica.[18-19]

Além da biópsia de pele mostrando vasculite leucocitoclástica ou urticária neutrofílica, testes para avaliar níveis de complemento e eletroforese sérica devem ser realizados.[18,19]

A presença apenas de angioedema sem urticas pode ser por ativação de mastócitos, sendo uma forma de UCE, entretanto deve orientar a pesquisa também de angioedema mediado por bradicinina.[20] Nessas situações, é mandatório investigar o angioedema hereditário e o angioedema adquirido por uso de medicamentos ou por deficiência do inibidor de C1 (AEA-C1-INH). A história familiar de angioedema ou o início do quadro na infância ou na fase de adulto jovem podem indicar a presença de angioedema hereditário. O AEA-C1-INH é mais raro e pode estar associado a doenças linfoproliferativas, autoimunes ou neoplasias. O quadro clínico é semelhante ao AEH, mas o início dos sintomas é tardio, e a história familiar é negativa.[20,21]

Os anti-inflamatórios não esteroidais (AINEs) e os analgésicos muito utilizados nessa faixa etária podem exacerbar quadros de UCE ou mesmo apenas causar episódios recorrentes de angioedema isolado.

Tratamento

O tratamento da urticária em idosos deve seguir o mesmo algoritmo indicado para as outras faixas etárias, com especial atenção para a presença de comorbidades, polifarmácia e insuficiência funcional de órgãos/sistemas.[14,15]

Urticária aguda

O objetivo principal do tratamento farmacológico da urticária aguda com ou sem angioedema é manter o paciente completamente livre de urticas ou do angioedema e aliviar o prurido com o mínimo de efeitos colaterais, visando o controle completo da urticária, considerando a qualidade de vida e segurança do paciente. Um percentual grande dos pacientes se beneficia e permanece sem sintomas com o uso de anti-H1 de segunda geração em doses habituais. Contudo, em alguns casos é necessário duplicar ou quadruplicar a dose do anti-H1 de segunda geração para alcançar o efeito desejado e, deverá ser mantido por 4 a 6 semanas a fim de evitar recidivas da doença.[14-18]

ATENÇÃO

Doses duplicadas e quadruplicadas dos anti-histamínicos H1 orais de segunda geração para o tratamento da urticária em idosos não foram suficientemente avaliadas. Portanto, o aumento de doses deve ser personalizado avaliando-se os riscos e benefícios de cada caso.[13]

Urticária crônica

O tratamento de base para UC em idosos consiste em anti-histamínicos (anti-H1) não sedativos de segunda geração.

Antagonistas dos receptores H1 de primeira geração são lipofílicos e, portanto, podem atravessar a barreira hematoencefálica (BHE). Por esse motivo, os idosos apresentam um risco aumentado de efeitos adversos envolvendo o sistema nervoso central (SNC) como: confusão mental, tontura, sonolência e disfunção cognitiva. Agostini *et al.*[22] mostraram que administração de difenidramina em idosos hospitalizados foi associado a um risco aumentado de declínio cognitivo em comparação com pacientes não expostos. Devido à falta de especificidade para o receptor H1, e à ativação de receptores dopaminérgicos, serotoninérgicos, muscarínicos e receptores colinérgicos, os anti-histamínicos de primeira geração também têm efeitos adversos adicionais com maior risco de retenção urinária, constipação intestinal, arritmias, vasodilatação periférica e hipotensão postural. Os anti-histamínicos de primeira geração não devem ser prescritos para idosos, assim como não estão indicados nas outras faixas etárias.

Os anti-histamínicos H1 orais de segunda geração têm um perfil de segurança melhor com menor capacidade de induzir eventos adversos, pois eles têm um baixo potencial para atravessar a BHE e fornecem bloqueio dos receptores H1 seletivos sem atividade anticolinérgica. É importante lembrar que cetirizina, ebastina, levocetirizina e loratadina devem ter suas doses reduzidas em pacientes com doenças ou disfunção hepática.[13]

Pacientes com disfunção renal também devem ter a dose de cetirizina, ebastina, fexofenadina e levocetirizina diminuídas. Por outro lado, nenhum ajuste de dose é necessário para o tratamento com desloratadina e bilastina.[23-24] O uso da dose duplicada ou quadruplicada dos anti-histamínicos H1 orais de segunda geração para o tratamento da UC em idosos deve ser usado com cautela, pela insuficiência de dados sobre a segurança. Devemos atentar ao fato que anti-H1 em idosos podem levar a efeitos indesejáveis como: hiperexcitação do SNC e arritmias cardíacas (Torsades de Pointes), principalmente se estiverem em uso concomitante de cetoconazol e macrolídeos.

O anticorpo monoclonal humanizado anti-IgE (omalizumabe) foi testado com sucesso em indivíduos com UCE com até 75 anos de idade, com a população idosa correspondendo a 4% a 9% da população geral em estudo realizado por Maurer *et al.*[25] e 3,7% a 5,2% no estudo de Saini *et al.*[26] Kaplan *et al.* demostraram que o omalizumabe foi eficaz para o tratamento de UCE independentemente da idade.[27] A literatura relata casos esporádicos de pacientes idosos com idade superior a 75 anos tratados com omalizumabe para UC refratária, e a idade mais avançada descrita foi de 82 anos.[13]

ATENÇÃO

O ajuste de dose do omalizumabe para pacientes idosos com ou sem insuficiência renal e hepática não é necessário e não há nenhuma evidência de interações medicamentosas clinicamente significativas.[28]

A ciclosporina pode ser usada com cautela em casos resistente à terapia com omalizumabe. Não existem evidências de diferenças significativas na farmacocinética da droga entre jovens e idosos. Entretanto, o maior cuidado deve ser em relação a interações medicamentosas, uma vez que nesta faixa etária é comum o uso concomitante de diversos medicamentos. Atenção especial também para a avaliação da função renal e hepática, que podem estar comprometidas.[29]

Os corticoides devem ser usados apenas nas crises e em curto período, conforme recomendado para as demais faixas etárias devido aos eventos adversos associados a esta medicação como: diabetes, catarata, imunossupressão e osteoporose.[13,14]

Considerações finais

A urticária é uma doença cutânea comum no idoso. O uso de "polifarmácia" em idosos é muito frequente e deve ser levada em consideração no tratamento e no diagnóstico etiológico, pois é uma causa frequente de UA. A UC em idosos pode levar a uma grave incapacidade e diminuição da qualidade de vida. Além disso, pode estar associada a outras enfermidades, como doenças autoimunes e malignidades.

A investigação diagnóstica de rotina e o algoritmo de tratamento são similares aos utilizados para as demais faixas etárias. No entanto é importante ter atenção especial às comorbidades e às possíveis interações medicamentosas. Nos casos refratários ao tratamento padrão é importante considerar no diagnóstico diferencial a possibilidade de urticária vasculite e de doenças raras, como doenças linfoproliferativas e a síndrome de Schnitzler.

O tratamento de base para UC em idosos, assim como em adultos e crianças, consiste no uso de anti-histamínicos H1 orais de segunda geração. No entanto, os dados sobre o uso desses fármacos em doses elevadas em idosos ainda são limitados.

O tratamento da UC com omalizumabe em idosos com até 75 anos de idade foi avaliado e comprovou-se sua segurança e eficácia. O uso de drogas imunossupressoras deve ser cauteloso, avaliando os riscos e benefícios.

Com o envelhecimento da população, os médicos devem estar atentos às circunstâncias únicas envolvidas no cuidado aos pacientes idosos.

Referências bibliográficas

1. Kulthanan K, Rujitharanawong C, Munprom K, Trakanwittayarak S, Phumariyapong P, Prasertsook S, et al. Prevalence, Clinical Manifestations,

Treatment, and Clinical Course of Chronic Urticaria in Elderly: A Systematic Review. Journal of Asthma and Allergy 2022;15:1455-1490.
2. Sabroe RA. Acute urticaria. Immunol Allergy Clin North Am 2014;34:11-21.
3. Nettis E, Cegolon L, Di Leo E, Canonica WG, Aikaterini Detoraki A. Omalizumab in elderly patients with chronic spontaneous urticaria: An Italian real-life experience. Ann Allergy Asthma Immunol 2018;120:318-323.
4. Simonart T, Askenasi R, Lheureux P. Particularities of urticaria seen in the emergency department. Eur J Emerg Med. 1994 Jun;1(2):80-2.
5. Lee HY, Tay LK, Thirumoorthy T, Pang SM. Cutaneous adverse drug reactions in hospitalized patients. Singapore Med J. 2010 Oct;51(10):767-74.
6. Campo P, Fernandez TD, Canto G, Mayorga C. Angioedema induced by angiotensin-converting enzyme inhibitors. Curr Opin Allergy Clin Immunol. 2013 Aug;13(4):337-44.
7. De Martinis M, Sirufo MM, Suppa M, Ginaldi L. New Perspectives in Food Allergy. Int J Mol Sci. 2020 Feb 21;21(4):1474.
8. Ban GY, Kim MY, Yoo HS, Nahm DH, Ye YM, Shin YS, et al. Clinical features of elderly chronic urticaria. Korean J Intern Med 2014;29:800-6.
9. Magen E, Mishal J, Schlesinger M. Clinical and laboratory features of chronic idiopathic urticaria in the elderly. Int J Dermatol 2013;52:1387-91.
10. Chuamanochan M, Kulthanan K, Tuchinda P, Chularojanamontri L, Nuchkull P. Clinical features of chronic urticaria in aging population. Asian Pacific J Allergy Immunol 2016;34:201-5.
11. Curto-Barredo L, Pujol R, Roura-Vives G, Giménez-Arnau A. Chronic urticaria phenotypes: clinical differences regarding triggers, activity, prognosis and therapeutic response. Eur J Dermatol 2019;29:627-35.
12. Karakelides M, Monson KL, Volcheck GW, Weiler CR. Monoclonal gammopathies and malignancies in patients with chronic urticaria. Int J Dermatol. 2006;45:1032.
13. Ventura MT, Scichilone N, Paganelli R, Minciullo PL, Patella V, Bonini M, et al. Allergic diseases in the elderly: biological characteristics and main immunological and non–immunological mechanisms. Clin Mol Allergy 2017;15:2.
14. Zuberbier T, Abdul Latiff AH, Abuzakouk M, Susan Aquilina S, Riccardo Asero R, Bake D, et al. The international EAACI/GA²LEN/EuroGuiDerm/APAAACI guideline for the definition, classification, diagnosis, and management of urticaria. Allergy. 2022;77(3):734-766.
15. Saini S, Shams M, Bernstein JA, Maurer M. Urticaria and angioedema across the ages. J Allergy Clin Immunol Pract 2020;8:1866-74.
16. Dona I, Pérez-Sánchez N, Eguiluz-Gracia I, Munoz-Cano R, Bartra J, Torres MJ, et al. Progress in understanding hypersensitivity reactions to nonsteroidal anti-inflammatory drugs. Allergy 2020;75:561-75.

17. Lin JN, Chen TY, Chen CJ, Chang KS, Chiang DL, Jian YX, Wang JJ. New insight into chronic pruritus' characteristics and association with the demographic characteristics and sleep of community-dwelling older adults in Taiwan. Geriatr Nurs 2022;46:21-26.
18. Ferrer M, Nunez-Cordoba JM, Luquin E, Grattan CE, De la Borbolla JM, Sanz ML, et al. Serum total tryptase levels are increased in patients with active chronic urticaria. Clin Exp Allergy 2010;40:1760-6.
19. McNeil BD, Pundir P, Meeker S, Han L, Undem BJ, Kulka M, et al. Identification of a mast-cell-specific receptor crucial for pseudo-allergic drug reactions. Nature 2015;519:237-41.
20. Campos RA, Serpa FS, Mansour E, Alonso MLO, Arruda LK, Aun MV, et al. Diretrizes brasileiras de angioedema hereditário 2022 – Parte 1: definição, classificação e diagnóstico. Arq Asma Alerg Imunol. 2022;6(2):151-69.
21. Valle SOR, Alonso MLO, Dortas Junior SD, Goudouris ES, de Carvalho ALRB, Capelo AV, et al. Acquired Angioedema due to C1-Inhibitor Deficiency: A Challenging Condition. Int Arch Allergy Immunol. 2022;183(5):572-577.
22. Agostini JV, Leo-Summers LS e Inouye SK. Cognitive and other adverse effects of diphenhydramine use in hospitalized older patients. Arch Intern Med. 2001;161:2091-7.
23. Affrime M, Gupta S, Banfield C e Cohen A. A pharmacokinetic profile of desloratadine in healthy adults, including elderly. Clin Pharmacokinet. 2002;41:13-9.
24. Jáuregui I, García-Lirio E, Soriano AM, Gamboa PM e Antépara I. An overview of the novel H1-antihistamine bilastine in allergic rhinitis and urticaria. Expert Rev Clin Immunol. 2012;8:33-41.
25. Maurer M, Rosén K, Hsieh HJ, Saini S, Grattan C, Gimenéz-Arnau A, et al. Omalizumab for the treatment of chronic idiopathic or spontaneous urticaria. N Engl J Med. 2013;368:924-35.
26. Saini SS, Bindslev-Jensen C, Maurer M, Grob JJ, Bülbül Baskan E, Bradley MS, et al. Efficacy and safety of omalizumab in patients with chronic idiopathic/spontaneous urticaria who remain symptomatic on H1 antihistamines: a randomized, placebo-controlled study. J Investig Dermatol. 2015;135:67-75.
27. Kaplan A, Ledford D, Ashby M, Canvin J, Zazzali JL, Conner E, et al. Omalizumab in patients with symptomatic chronic idiopathic/spontaneous urticaria despite standard combination therapy. J Allergy Clin Immunol. 2013;132:101-9.
28. Metz M, Ohanyan T, Church MK, Maurer M. Omalizumab is an effective and rapidly acting therapy in difficult-to-treat chronic urticaria: a retrospective clinical analysis. J Dermatol Sci. 2014;73:57-62.
29. Kovarik JM, Koelle EU. Cyclosporin pharmacokinetics in the elderly. Drug Aging. 1999;15:197-205.

Índice remissivo

A

B

C

D

E

F

I

L

M

N

O

P

Q

R

S

T

U

V

Este livro foi impresso nas oficinas gráficas da Editora Vozes Ltda.,
Rua Frei Luís, 100 – Petrópolis, RJ.